超声检查面面观

主编 张瑞芳

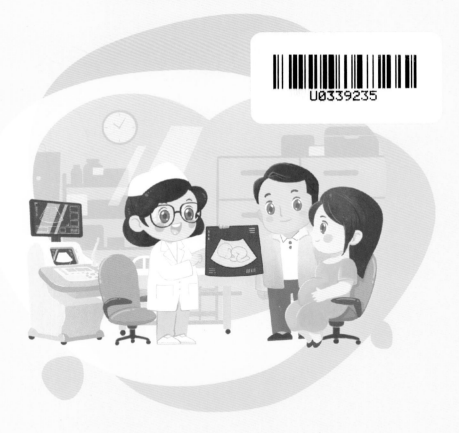

郑州大学出版社

图书在版编目（CIP）数据

超声检查面面观／张瑞芳主编. — 郑州：郑州大学出版社，2021. 1（2021. 12 重印）
ISBN 978-7-5645-7215-0

Ⅰ. ①超…　Ⅱ. ①张…　Ⅲ. ①超声波诊断
Ⅳ. ①R445.1

中国版本图书馆 CIP 数据核字（2020）第 160355 号

超声检查面面观
CHAOSHENG JIANCHA MIANMIANGUAN

策划编辑	韩　晔		装帧设计	曾耀东
责任编辑	陈文静		插图设计	曾耀东　伦鹏程
责任校对	张彦勤		责任监制	凌　青　李瑞卿

出版发行	郑州大学出版社		地　　址	郑州市大学路 40 号（450052）
出 版 人	孙保营		网　　址	http://www.zzup.cn
经　　销	全国新华书店		发行电话	0371-66966070
印　　刷	河南文华印务有限公司			
开　　本	710 mm×1 010 mm　1 / 16			
印　　张	9.25		字　　数	160 千字
版　　次	2021 年 1 月第 1 版		印　　次	2021 年 12 月第 2 次印刷

书　　号	ISBN 978-7-5645-7215-0		定　　价	36.00 元

作者名单

主 编

张瑞芳

副主编

滑少华　崔可飞　张　艳　董　刚　魏振玲

编 委

（按姓氏笔画顺序）

于　晶　王　帅　王肖辉　王玲云　宁艳婷

刘会若　刘海艳　杜江川　杨灵霄　李聪军

狄　敏　宋　毅　宋新浩　陈　洋　陈争光

周元媛　郑　权　赵　娜　赵丽娟　段会参

贺　晓　秦俊昌　栗河莉　高维强　郭玮涛

黄媛婧　焦秋玲　曾庆虎　路彦娟　穆晓伟

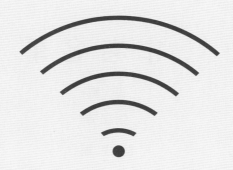

序

1794年，首次书面报道利用超声进行定位。历经200多年的发展，超声设备已从最初复杂的庞然大物发展成为现在小巧便携的精密设备；超声诊断已从最初的单机单器官黑白模拟发展成为现在的一机多用的多脏器彩色成像；超声应用已从最初的单纯成像诊断发展成为现在的介入诊疗并用齐飞，为医药事业的发展写下浓墨重彩的一笔。

尽管超声技术的发展日新月异，然而超声科普却相对落后。对于医生，面对病人，娴熟的拿着探头在需要检查的脏器游走查看；然而，对于病人，拿着超声检查报告却一头雾水不知结果所云。如果您想知道超声是如何成像诊断的，如果您想知道超声检查是如何报告的，如果您想知道如何检查心脏功能是否衰竭，肝脏是否硬化，脾脏是否亢进，肾脏是否萎缩，血管是否畅通……那就从这本超声科普图书开始吧。

《超声检查面面观》结合编者多年超声医学一线经验，着眼于日常超声检查中患者心存疑惑或易于混淆的内容，从老百姓的视角对超声检查各个环节，包括成像原理、检查准备、典型症状、图像特点、结果解释、复查随访等全面进行了答疑解惑；内容不仅涵盖了超声成像基础，亦汇集了各系统常见病和多发病的超声检查问题，分门别类，撷取精华，突出重点；表达方式上将超声医学与患者的疾病状态、精神因素、家庭环境等紧密结合，充分撷取患者的就医经历和情感波动，温暖而饱满，图文并茂，语言幽默，读感轻松活泼，通俗易懂，既保留专业科学性，又不失科普可读性。契合国家注重科普导向，满足全民健康科普需求。

科技创新、科学普及是实现创新发展的两翼。希望《超声检查面面观》通过多元多维的推广，发挥好科普殿堂的作用，真正为公众和患者提供科学有用的知识，提升公众对超声医学的了解，减少超声检查的顾虑，为落实"健康中国行动"和提升全民健康素养贡献力量。

前　言

　　随着现代医学的快速发展，诊断和治疗手段日趋多样，患者有时很难做出选择。此时，要善于运用好的医学科普传播方式影响和带动患者，将高深的医学知识转化成大众的语言，《超声检查面面观》就是希望通过科普读物的形式提高全民对超声医学的认识。

　　《超声检查面面观》在医学专业的基础上，运用各种灵活多样的表现形式，将文字通俗化、文艺化，将图画生动化、逻辑化，将医学知识系统化、思想化，把高深的专业医学知识转化成大众的语言，将超声知识、原理用大众易于理解的语言、文字、图画表现出来，达到非医学专业人士也能理解和接受的目标，让读者很容易、很愉快地接受与理解超声检查的独特优势和临床指导意义。本书运用通俗易懂的语言并不是简单地把医学名词说成大众词汇，而是思维模式、观察视角要完全从大众出发，想其所想，说其欲知，创造性地采用问答与图画相结合的方式，科学与艺术相结合，幽默中把难以表达的超声医学的科学理论讲得明明白白，浅显易懂。

　　《超声检查面面观》将超声相关的内容与临床相结合，将最前沿的超声技术及时呈现，读者可以从科普书中了解到最新的科研成果，得到高质量的医疗服务。所以，科普是科研的窗户，通过科普的窗户，让最新的科研成果来到普通老百姓身边。

本书最大的特点在于将科学之美、通俗之美、文学之美和思想之美结合起来，不仅可以传播健康知识，还传播健康思想。做科普就如同厨师炒菜，医学知识就像是大量的原材料，需要医生把它像切菜、炒菜一样加工、整合，再配以合适的口味，做成色、香、味俱全的盛宴让人享用；如果把一堆原材料直接上桌，是没有人愿意吃的。举例来说，乳腺增生是女性的常见病，轻症服药即可，重症才会有发展为乳腺肿瘤的风险，需要手术。如果没有把疾病的来龙去脉讲清楚，只是生搬硬套医学知识，只会令患者一知半解，加重心理负担。

我们在创作本书时，查阅了大量专业文献资料，虽然科普就是给非专业的老百姓看，文字貌似简单，但实际上措辞十分谨慎，通过艺术化的图像将超声医学相关知识形象化，做到让外行容易懂，而内行不觉浅。

在这里特别感谢郑州大学第一附属医院超声科各位同事在本书编写工作中给予的大力支持和付出！由于编写经验有限，书中不足之处还请各位专家和老师多多批评指正！

张瑞芳

2020年7月20日

目　录

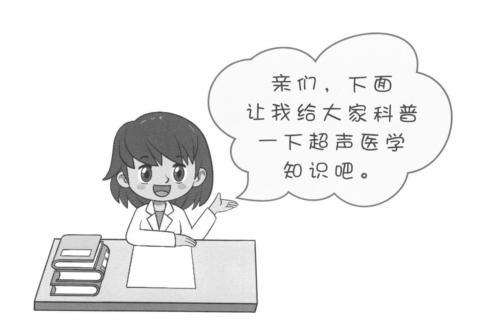

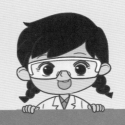

你身边的超声医学

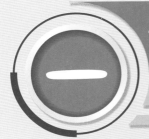

张瑞芳　郑　权
宋　毅　王　帅

1

什么是超声？
人类从自然界中获得的启发

超声是人类从自然界中获得的启发。我们人类的耳朵所能听到的声波频率为20～20 000赫兹。顾名思义，"超声"就是指超过了这个听觉上限，它普遍存在于我们的身边。早在200多年前，科学家就从蝙蝠身上获得了启发，发现了超声波的种种妙用，如今已被广泛应用于医学等多种领域。

简单来说，超声诊断仪就是我们利用仪器发出超声波，它在进入人体的各部分组织时，会发生不同程度的反射，仪器再收取到这些反射信号，将它们形成图像显示在屏幕上。就好比，我们对着山谷高喊，再利用听到的回声来判断山谷间的距离一样。

当然，我们的超声诊断仪器比这要精细得多，它能准确的捕捉到病理状态下我们身体里的一些细微改变，从而成为一种较为灵敏的诊断技术和方法。

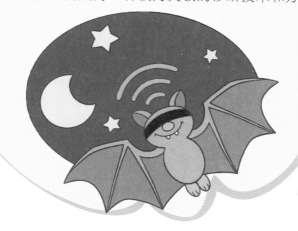

2 超声的用途就是检查胎儿吗？

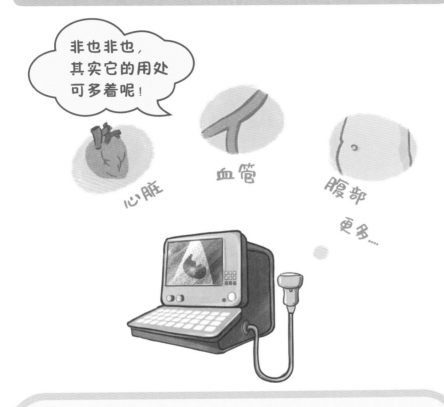

非也非也，其实它的用处可多着呢！

心脏

血管

腹部

更多...

　　很多人在提到超声检查时，马上的反应就是：哦，这不就是检查宝宝的吗。嗯，这当然是对的，却又不尽然。我们的超声医学虽然历时不长，但发展迅速，已经远远不止局限于检查胎儿这一个领域了，还广泛应用于心脏、血管、腹部等部位的检查。与此同时，我们的超声对乳腺、甲状腺等浅表部位器官疾病的诊断，也具有很大的优势，甚至是在肌肉、骨骼、肺脏及胃肠等这些大家之前都觉得无法检查的领域，超声也颠覆了这些传统观念，发挥了越来越大的作用。可以说，如今的超声几乎无处不在，已经成为我们体检或疾病复查最常用、最方便的手段之一了。

3

超声检查有"辐射"吗？

生活中很多人谈辐射如猛虎，唯恐避之不及，担心我们的超声也存在辐射，对自己的身体造成影响，希望看了下面的解释，能帮你解除疑虑。

来听听专家是怎么说的

其实，辐射本身是个中性词，它广泛存在于天空大地，山水花草，甚至是我们的体内。一般情况下，对人体可能有害的是指电离辐射，它只出现在放射性元素中，我们在做X射线或CT检查时会接触到，但也只有在过量时才会造成伤害，而超声波本质上是一种高频率的声波，属于一种机械波，不能产生电磁辐射，所以是不会造成"放射性"的危害的，不仅对普通人，对孕妇和胎儿也是一种安全无害的检查方式，我们在临床诊断上所使用的超声检查，频率一般在1～30兆赫兹，无论从强度还是时间上，都处于安全的范围之内，完全不用担心。

4

超声检查，到底还要我等待多久？

不少患者可能会有这样的疑惑：为什么我排队等了那么长时间，可轮到我的时候，医生好像没看几下就结束了呢？

其实呢，我们做超声检查速度的快慢只和患者实际病情的复杂程度有关。某些患者病情简单，没有太多异常发现，那么检查的时间自然会短一些，而某些患者病情较为复杂，问题比较多，甚至可能需要反复检查、会诊之后才能最终诊断，时间也必然要延长一些。如果你觉得你的检查时间较短，那可能恰恰说明了你的病情并不严重，所以请切勿盲目攀比检查时间。

5

彩超就是彩色，B超就是黑白？

开的是彩超
怎么是"黑白"的？

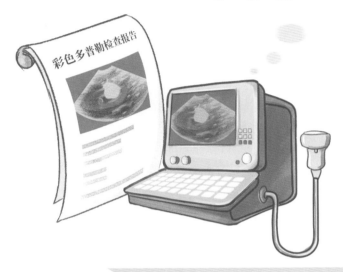

彩色多普勒检查报告

快早点改正
这种错误的
"偏见"吧！

彩超的全称是彩色多普勒超声，这其中的关键词并非"彩色"，而是"多普勒"。我们的仪器正是利用了多普勒的原理对信号进行处理之后，将血流信号实时的叠加在了二维图像上，从而获得了血流的各种信息。实际上，我们只有在需要了解血流情况时，才会增加"彩色"的信号，而且，这种"彩色"信号通常有两种，即红色和蓝色，分别用来表示血流的两个方向，红色代表了血流朝向探头的方向，而蓝色就代表了血流背离探头的方向，这样就能一目了然了，多余的信息反而会干扰医生的判断。

6

为啥我明明这里不舒服，医生给我做超声检查的却是别的部位呢？

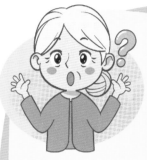

有些患者在检查完毕的时候，可能会有疑惑，为啥医生没有给我检查疼痛的地方呢？为啥给我检查了好多我不痛的地方呢？一般来说，医生会全面的评估病情，根据需要选择相应的检查项目，一部分是为了诊断需要，另一部分也是为了帮助排除其他可能。即便是已经明确诊断，为了下一步的治疗或手术，我们也需要进行一些常规的检查项目，防止在手术的过程中发生意外。所以，有时候医生开具的检查项目会显得"多一些"，或者让你觉得好像"没那么必要"，但其实，它们都是和病情相关的。

7

为啥我超声报告上的数字"忽大忽小"的？

大夫，我最近连续做了几次相同的超声检查，超声报告单上面的数值每次都不一样，数值忽大忽小，有时候甚至会相差几毫米，这到底是啥情况？是不是病变在短时间内变化比较大？

一般来讲短时间内病变不会发展太快，即便是恶性肿瘤的发展也需要时间。这种情况多数是由于测量误差所致。就相当于拿一个鸡蛋来测量它的长径，我们会尽量测量最长的径线，但是鸡蛋是不规则椭圆形的，如果测量时稍微偏一点，那么测出来的值可能就是不一样的。有时候数值会大一些，有时候数值会小一些。这些误差都是在合理的范围内，影响都不大，说明病变没有大的变化，所以不必太担心。

8

为啥医生报告上的结论有时候只写 "××可能"或者后面要打个问号呢？

我的超声报告上大夫写的诊断是"××病可能"，有时候会写"××病？"。为什么要写"可能"或者打问号？这是大夫对我的疾病不太确定吗？为什么不给出确切诊断？很纠结需不需要再找个专家复诊一下呢？

超声是一种影像学检查方法，超声医师的诊断是根据组织的声像图特征、临床表现及其他检查做出来的。不同的病变可能在声像图上表现相同；而同样的疾病，由于病程不同，它在声像图上的改变也可能是不断变化的。而且这些归根到底都只是影像学所见，并不是手术所见或者病理所见，这也是由超声医学的特点所决定的，因此鉴于医学的严谨性，或者病变图像不是特别典型时，有时候超声医师只能下"××病可能"这样的诊断。

9

超声造影是什么？
为什么我要做这个检查？

超声造影是一种比常规彩超检查对细微血流信号更加敏感的检查技术，通过注射特殊的声学造影剂的方式，在血液循环中注入很多非常小的微气泡，类似红细胞大小，从而让我们能看清楚常规检查无法观察的组织内微血流情况，帮助我们更准确地分辨正常与病变组织。就好像我们可能很难从外观上分辨出谁是韩国人，谁是日本人，但是一旦让他们开口说话，就能轻而易举地区分开了。我们的身体也是如此，有一些良性肿瘤和恶性肿瘤可能外表看起来非常相似，但是它们内部的血流灌注情况却往往天差地别。造影就是帮助我们看清楚各种病变内部的血流灌注情况的，也正是因此，这项检查技术才如此重要，大有发展前景。

10

超声造影检查有风险吗？
为什么检查前需要患者签字同意？

　　尽管超声造影非常的有效和准确，也已经被证实是一种非常安全的检查方式，但是，由于个体差异，有些患者还是会对我们的造影剂产生一些反应，这其中绝大部分只是轻微不适，但也有极少数人偶会发生相对严重的过敏反应，因此我们必须在检查前充分告知大家这个情况，这也是在履行医学文书的正常程序。当然，由于我们的造影剂是从肺部代谢的，因此没有肾毒性，也没有辐射，这些不良反应的发生概率还是非常低的，约为1∶10 000。

　　但是在超声造影检查前还是需要做好充足准备工作，所以，有时候为了明确诊断，我们是值得冒这个小小的"风险"的，切不可因噎废食，耽误病情。

11

什么是弹性成像？

医学的发展从来都是不断进步的，如今，我们的超声诊断技术又有了新的武器，这就是弹性成像技术。

简单来说，人体组织的"软硬"程度是和病理密切相关的，多数恶性肿瘤是比较硬的，而良性肿瘤相对比较软。对于较表浅部位的病变可以通过超声探头加压的方式对病变软硬度进行评估，软的病变在压力下形状改变就会大，硬的则相反；超声仪器也可以通过计算人体内部超剪切波的传播速度得到组织的硬度，再对不同形变或不同硬度的组织进行彩色编码，就可以直观地通过颜色看出组织的软硬差别，也就区分出了良性病变和恶性病变。

目前弹性成像技术被广泛应用于甲状腺、乳腺、肝脏等检查中，从组织硬度角度评价病变，能提供更多的信息帮助我们诊断疾病。

12

究竟哪些超声检查需要"空腹"？
哪些检查需要"憋尿"？

　　超声波非常"讨厌"空气，因为这会导致声波的强烈衰减，影响检查效果。所以，为了尽可能的避免空气干扰，需要在超声检查前尽量不要进食，这样胃肠道内的气体就会相对较少，就不会遮挡到腹部的重要脏器，在检查时才能一一看清楚它们是否存在病变。所以，理论上，任何腹部的超声检查，如肝胆胰等，都是需要空腹的，以6～8小时为最佳，而其他非腹部的检查，如甲状腺、心脏等就无须空腹。

　　与此类似，女性的子宫、男性的前列腺等器官，由于位置较低，周围有肠管的存在，需要检查前充分憋尿，这样的话，充盈的膀胱像一扇窗户，并且可以推开前方和周围的肠管，膀胱后方的子宫和前列腺就可以显示得很清楚了。

　　所以，您的空腹憋尿，有时候正是顺利进行超声检查的先决条件，是十分重要的哦，切不可嫌麻烦而排斥这些准备工作。

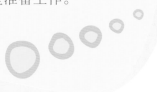

13

每次超声检查完之后，
身体上黏糊糊的东西是什么？

这些都是啥啊？
非要涂抹这些东西吗？

　　做过超声检查的朋友可能都知道，医生在检查前都会在探头或皮肤上涂抹一些"黏糊糊"的透明膏状物，这些就是医用耦合剂。那么我们为什么要涂抹它呢？

　　这是因为在超声检查时，如果让探头和皮肤"干接触"，那么由于二者之间存在空气薄层，超声波可能还未进入人体，就衰减掉了，又谈何诊断呢？为此，必须将某种东西充填于探头表面和皮肤之间，以隔绝空气，实现"湿接触"，才能顺利进行检查，我们在探头上涂抹的耦合剂正是负责填充接触面之间的这些微小空隙的，所以是十分必要的。

　　另外，它还能起到润滑的作用，减小摩擦，使探头能灵活的滑动探查。当然，检查用的耦合剂对身体都是无害的，是水溶性的高分子胶体，不含有油类物质，对皮肤无刺激，无过敏，无污染，大家也不用担心不好清洗。随着医疗水平的提高，最新的耦合剂，甚至综合了消毒功能，对一些特殊人群检查时使用还可以避免交叉感染。

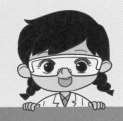

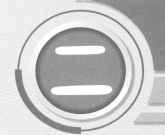

妇产篇

栗河莉　赵丽娟
魏振玲　郭玮涛
宁艳婷　路彦娟

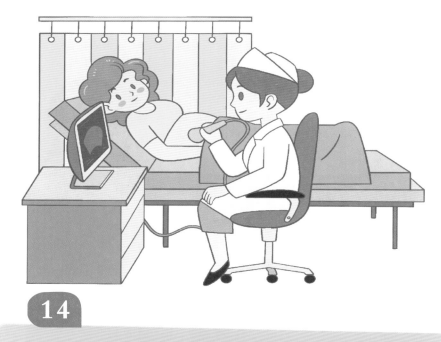

14

做妇科超声检查到底是憋尿还是排尿？

经腹部妇科超声检查需要憋尿。它的优点是扫查范围广，对位置靠上、子宫过大或盆腔巨大肿物等有优势，但如果检查时遇到了大胖子或者肠道积气较多、后位子宫等情况时，图像会显示模糊，超声医生用上洪荒之力也可能看不清楚。这时候可以选择经阴道或经直肠超声检查。

经阴道妇科超声检查必须排尿。这种检查是将探头套上一层保护膜，然后放入阴道内检查，适用于有过性生活史的女性。因为没有腹壁和腹腔内气体的干扰因素，距离盆腔病变比较近，所以经阴道超声检查比经腹部超声检查图像更清晰，对于早孕、宫外孕、子宫内膜病变、附件病变的诊断有更高的准确率。

无性生活且经腹部超声看不清楚的患者想观察得更清晰，该怎么办好呢？不要着急，超声医生还有个"杀手锏"——经直肠超声检查，这种方法是把探头放入直肠内进行检查，检查效果和经阴道超声几乎是一样的。

15

做经腹部妇科超声检查为啥要憋尿？

得憋尿到啥程度？

先说说为什么需要憋尿，这是因为子宫附件位于盆腔内，膀胱和直肠之间，周围有肠管。当膀胱充盈差时，受肠道气体影响子宫附件不好显像。适度的憋尿可以使充盈的膀胱推开周围肠管而获得清晰图像。

我们建议检查前一小时饮水800～1000毫升，大概2瓶矿泉水就够了。憋尿有个过程，不能喝完水或者刚刚有点尿意就马上去检查。憋尿也并非多多益善，膀胱过度充盈，会造成假像，影响诊断，当你感觉憋得下腹胀痛不适，满头大汗，坐立不安时就是憋太多了，不妨先去趟厕所，排掉一些尿液。

16

超声能测出瘢痕厚度吗？

"我上一胎做了剖宫产，这又怀孕了，大夫，你能不能看看我的瘢痕厚度，我怕子宫会破裂啊！"超声可以做到吗？

二胎放开了，既往有剖宫产史的很多准妈妈们会有这样的疑虑：我的瘢痕到孕晚期会不会特别薄，到时候子宫要是破裂可咋整？

那么，可否通过超声测量瘢痕厚度预防子宫破裂呢？首先，超声不好辨别孕晚期瘢痕与子宫前壁下段肌层，难以精准定位瘢痕的位置。到目前为止，子宫下段肌层厚度的测量及观察标准尚未统一。其次，现有的相关研究表明：瘢痕厚度与弹性、张力无关。

所以，单纯通过超声测量瘢痕厚度来预测子宫是否会破裂还是有些难度的。

17

怀孕了还有子宫肌瘤，有事儿吗？
会影响宝宝健康吗？

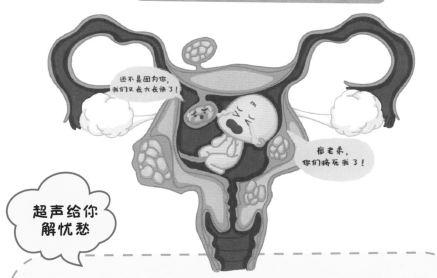

还不是因为你，我们又长大长快了！

瘤老来，你们挤死我了！

超声给你
解忧愁

　　"大夫啊，我好不容易怀孕了，超声检查说有子宫肌瘤，会对宝宝有影响吗？"

　　一般情况下，子宫肌瘤不会明显增加胎儿流产或是早产的概率。但是，黏膜下肌瘤容易阻碍受精卵着床或致早期流产，较大或多发性的子宫肌壁间肌瘤可能导致胎儿早产。此外，子宫下段及宫颈处肌瘤可能会影响胎儿自然分娩，妊娠合并子宫肌瘤可能在产时及产后影响子宫收缩，增加大出血的概率。

　　反过来，妊娠对子宫肌瘤也会有影响。怀孕时，体内激素水平"噌噌"往上升，肌瘤也会越长越大。如果不幸遇到肌瘤变性，孕妈妈还可能会出现疼痛、阴道出血的情况，但是子宫肌瘤不会压迫胎儿造成胎儿畸形。

　　所以，建议有子宫肌瘤的孕妈妈，孕早期明确肌瘤位置及大小，孕中晚期定期检查肌瘤情况，如果担心肌瘤太大影响胎儿生长，可以用超声监测胎儿大小。总而言之，一定不能对肌瘤掉以轻心。

18

漫漫备孕路，超声能助力吗？

说起卵泡监测，很多备孕的女性会有很多疑问："啥时候来监测卵泡比较好？用不用天天看？""我的卵泡长得好吗？啥时候会破？""这个月卵泡一直不破咋办呢？"

超声专家帮你解开卵泡的秘密。正常的女性有2个卵巢，重要的职责是产生卵子、排出卵子、分泌激素，每个人月经周期是从月经第一天开始计算，卵泡监测也是从月经第一天算起，一般情况下月经3～5天观察窦卵泡数目，月经9～12天开始常规监测卵泡，隔2～3天监测一次，直至卵泡达15毫米，每天或隔天监测，卵泡大于18毫米时，应每天监测一次，直至排卵。超声检测卵泡可是很严格的，一定要按照医生要求的时间来检查哦！

19

遇到"倒开花"不要拖
赶紧做个超声检查来看看？

许多女性朋友都听说过"倒开花"，但并不明白到底是什么病？她们对于出现这种症状感到恐慌，有些人觉得自己得了不治之症，这说明人们对于这种疾病有一定了解，但认识片面。

女性绝经后出血或有血性白带的现象称为"倒开花"，是常见的老年妇女疾病，主要病因有萎缩性子宫内膜、激素影响、子宫内膜息肉、黏膜下肌瘤、子宫内膜癌及宫颈占位、阴道病变等。超声对检查"倒开花"非常有价值，可以在短时间内发现子宫附件病变情况，迅速找到病因。

20

宝宝迷路了，怎么找得到？

　　超声专家提醒：早孕期超声检查很重要，可以排除宫外孕。怀孕后一定要做个超声，看看宝宝到哪儿了。有的宝宝会和我们躲猫猫，没有到妈妈宫腔内，而是躲在宫外。千万不能连超声都没有做，宫内宫外都没分清，就盲目去保胎，宫外孕一旦破裂出血，可是性命攸关的！

　　宫外孕（学名异位妊娠）就是你怀孕了，但不幸的是受精卵着床于子宫腔以外，典型症状是停经、阴道出血、腹痛。宫外孕早期由于包块比较小，加上肠气及腹部脂肪层干扰，经腹超声检查往往很难诊断。这种情况下，一定要听医生的意见做个经阴道超声看一看。

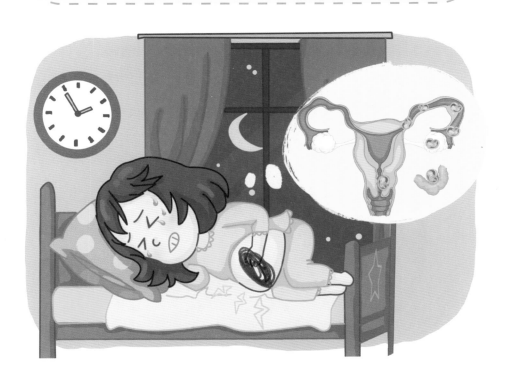

21

腔内三维超声
让宫腔、内膜疾病全景呈现

啥是三维超声呢？
不用多想，就是三个维
度的超声嘛！

其实也不是无法想象的新奇技术，三维超声就是在冠状、矢状与横断面三个维度采集图像信息，然后通过软件重建形成区域的立体图像，腔内三维超声可以清晰显示宫腔、内膜病变情况，以及病变部位与周围组织的空间立体关系。

腔内三维超声的应用优势明显得很！能够很直观的看到先天性子宫畸形、子宫内膜息肉、子宫黏膜下肌瘤及盆腔包块等等。病变栩栩如生，不是学医的也可以看的懂。总之，腔内三维超声可以更加直观观察、图像更加清晰，助力妇科疾病精准诊治！

22

巧克力囊肿是像巧克力一样的囊肿吗？

会不会恶变呀？影响怀孕吗？

巧克力是许多女孩子爱吃的东西，吃块巧克力总会让人开心，但有这样一种疾病，名字与美妙的巧克力有关，但却一点也不美妙，它就是巧克力囊肿。

巧克力囊肿是子宫内膜异位症的一种，具有活性的子宫内膜跑到了卵巢上，并且随着月经而发生周期性出血，时间久了，就在卵巢内形成囊肿，切开囊肿会发现类似融化巧克力的内容物，故而称为巧克力囊肿。通过超声检查，可以观察巧克力囊肿大小、形状、位置和内部回声情况。

随着疾病的进展，巧克力囊肿会增大，少部分可能出现破裂情况。巧克力囊肿也会影响怀孕，甚至可能导致宫外孕发生。但是，巧克力囊肿恶变的概率非常低，所以发现了也不要过于恐慌。如果不幸撞上了巧克力囊肿，一定要通过超声检查关注病变情况。

23

卵巢多囊样改变＝多囊卵巢综合征？

如果你从妇科超声报告上看到"卵巢多囊样改变"的提示，切莫惶恐不安，并不是意味着得了多囊卵巢综合征。多囊样改变只是对卵巢内卵泡过多的一种描述，并非一种疾病诊断，正常育龄期妇女中20%～30%可有卵巢多囊样改变。"多囊卵巢综合征"是常见的生殖内分泌代谢性疾病，不能仅凭超声下发现"卵巢多囊样改变"来诊断，还需要临床医生结合其他相关的病史、体检、实验室检查结果来综合判断。

超声专家告诉你：想多了！

24

怀孕了做超声对宝宝有害吗？

超声专家：这谣言才害人呢！超声检查省不得！

在怀孕的前3个月，带有辐射性的检查都是不能做的，但超声检查却可以做，因为超声波不存在电离辐射和电磁辐射，它是全世界公认的目前对胎儿最安全的检查方式。许多国际性学术团体（包括国际妇产科超声学会）已经形成共识：诊断剂量超声不会对胎儿产生损害。

产前超声检查的作用主要有两种：一是定期评价胎儿的生长发育速度，二是了解胎儿身体结构发育是否正常。此外，大家知道的彩色多普勒超声检查还可以了解胎儿有关的血流是否正常，比如脐动脉血流、大脑中动脉血流等；必要时还可以评价母体子宫动脉、胎盘等血流状况。这些血流情况和胎儿生长发育可是密切相关呢！

所以，孕妈妈在孕期不仅要做超声检查，而且还要按时进行检查。

25

怀孕期共需做多少次彩超？

孕妈妈来医院做检查，必不可少的一项就是超声了，但是孕妈妈常常有这样的疑问：我怎么又要做超声，这都第几次了，一共得多少次呀？非要做这么多次吗？

> 一次两次三四次，
> 次次检查都不同，
> 宝妈想知共几次，
> 一个巴掌往上数。

实际上整个孕期超声检查的次数是要根据孕妈妈的具体情况而定。正常情况下要至少进行 5 次超声检查。分别是：6~8周（确认是不是宫内孕）、11~13+6周（NT检查）、20~26周（中孕期三级产前超声检查，俗称"大排畸"检查）、28~33周（查缺补漏，检查是否有晚发畸形）、36~40周（晚孕期一级产前超声检查）。如果合并羊水过少，妊娠期高血压疾病，妊娠期糖尿病，前置胎盘等情况，需要增加产检次数，超声次数也会相应增加。

所以孕妈妈不要嫌麻烦，每次检查都必要，检查内容也不全一样，哪个也不能省！

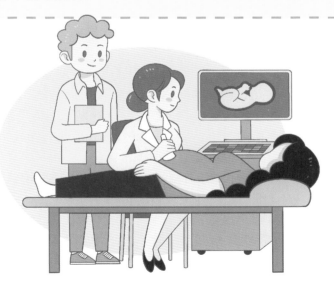

26

产前超声种类及内容有哪些?

> 每种重点各不同,
> 这里给你讲明白

孕妈妈是不是拿着开的五花八门的超声单蒙圈,上上次是常规超声检查,上次是NT超声检查,怎么这次开了个"大排畸"?不知道这些检查项目都有什么区别,下面就听超声专家详细讲一讲。

早孕期普通超声检查:明确是否宫内孕,确定胚胎数目及孕龄;判断多胎的绒毛膜性及羊膜性。

NT超声检查:确定孕龄、测量胎儿颈项透明层(NT)厚度评估胎儿染色体异常的风险、了解胎儿有无极其严重的结构畸形。

Ⅰ级产前超声检查:胎儿数目、胎位、胎心搏动,测量胎儿生长参数、羊水、胎盘。

Ⅱ级产前超声检查:Ⅰ级产前超声检查内容及排查胎儿六大畸形(无脑儿、严重脑膨出、严重开放性脊柱裂、严重胸腹壁缺损及内脏外翻、单腔心、致死性软骨发育不良)。

Ⅲ级产前超声检查:胎儿数目、胎心搏动、胎儿大小、胎儿结构畸形的筛查、胎盘位置和羊水情况。

Ⅵ级产前超声检查:针对胎儿或孕妇存在的高危因素,进行有目的的详细的超声检查或诊断。

有限产前超声检查:针对某个特定的项目(如羊水量)或某个结构(如胎盘)进行的检查,多适用于急诊或床旁超声。

27

怀孕了做超声检查可以吃饭吗，还用憋尿吗?

　　整个孕期从开始到分娩，超声检查都是可以吃饭的，无需空腹。

　　用不用憋尿，主要取决于妊娠阶段。早孕期10周以前，胚胎还很小，不到7厘米，建议孕妈妈适当喝水憋尿，以帮助医生更清楚地看到盆腔和宫腔里面的情况。但是对于子宫位置较深、腹部脂肪厚或者腹盆腔气体遮挡较为显著的准妈妈，早孕期也可以选择经阴道检查。

　　到了妊娠中晚期，子宫越来越大，宝宝成形了，羊水也多了，羊水就成了一个"透视窗"，医生通过超声仪器可以透过羊水观察胎儿的情况，无须憋尿。但是，如果怀疑有胎盘前置时，也可能需要憋尿检查。

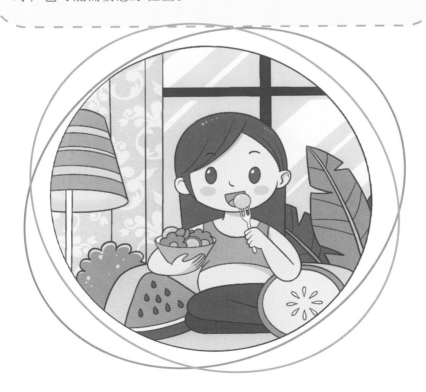

28

刚刚怀上孕，能不能安心养胎、省去早孕超声检查?

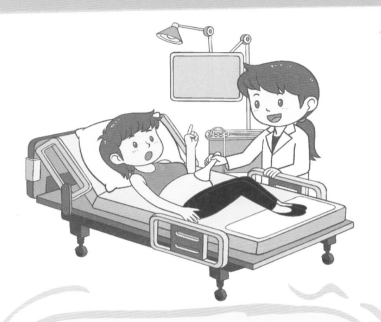

　　经常有人很疑惑，尿妊娠实验阳性，明明知道自己已经怀孕，为什么多此一举去做早孕超声检查？我想对抱有这种想法的美女说，你的想法很危险！因为超声就像就一个火眼金睛的"小神探"，能够尽早地发现异常妊娠（如宫外孕、宫内停育、葡萄胎、瘢痕子宫妊娠等），而且可以评估多胎妊娠的绒毛膜和羊膜的数目（孕中晚期判断较困难）。

　　此外，早孕期NT检查除了对胎儿颈部透明层进行测量和评估外，还可以观察是否有某些严重结构畸形如无脑儿、腹裂、明显的肢体缺如等。

29

准妈妈们整天喊的"大排畸"
为啥一定要20～26周做最好?

20～26周的宝宝做检查大小刚刚好:孕周过小则无法显示清晰;孕周过大则无法全方位、多角度检查。这个时期宝宝的器官已基本发育完成,颜面部、心脏、腹腔等各脏器形态特征明显,并且羊水充足、胎儿舒展,活动度大,声像图表现清晰,超声更易于观察到胎儿各系统发育情况,畸形也相对容易暴露。

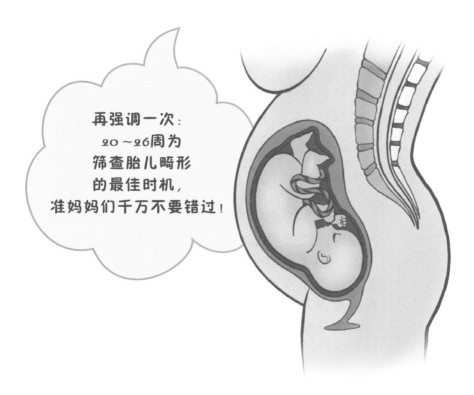

再强调一次:
20～26周为筛查胎儿畸形的最佳时机,准妈妈们千万不要错过!

30

胎儿二维、三维、四维超声检查各有何区别?

别再傻傻分不清!
快来听听超声专家补补课

很多孕妈都会问到一个问题:"是不是三维、四维超声要比二维超声更清楚? 四维是不是可以看到我的孩子打哈欠,可以看到我的孩子是不是双眼皮?"今天我们就来聊一聊二维、三维和四维超声的区别。

二维超声是平面成像,可以呈现胎儿各个平面状况,分辨率高,是胎儿畸形筛查的首选方法;三维超声能够提供立体图像,是在二维超声基础上通过计算机处理后形成的立体影像;四维超声就是在三维图像的基础上加上时间维度。打一个比方,二维就是老师写在黑板上的板书,三维就是展现的立体图形,四维就是播放的3D电影。

敲黑板、重点来了:目前产前超声还是以二维为基础,三维、四维为辅。我们不关注宝宝是不是双眼皮,眼睛大不大,鼻梁高不高,超声医师关注的是宝宝有没有畸形。

31

做"大排畸"检查可以筛查出所有胎儿畸形？

超声专家说：
我太难了！

我好难啊！

每一次准妈妈们做完"大排畸"，都会问一句话："我的宝宝没事吧？"每每听到这个问题，都感觉很心塞。因为即便超声检查没事，并不代表可以万事大吉。大排畸检查是目前产前最详细的超声检查，但不能检出所有畸形。

（1）妊娠期胎儿体格比较小，相对而言心脏更小；胎儿期与出生后循环血流动力学不同；所以胎儿心脏检查只能排除50%～60%先天性心脏病。

（2）一些微小的胎儿畸形，比如隐性脊柱裂、椎体畸形、Ⅰ度唇裂、腭裂、耳畸形、指/趾异常、外生殖器畸形等多种畸形尚不能完全靠超声确诊。

（3）胎儿在不断发育，很多疾病是在发育过程中逐渐表现出来，在孕早期、孕中期无法筛查出来。

（4）胎儿智商、听力、视力及其他功能性异常，胎儿期无法检出，要等到宝宝出生后才可以检查，我们所看的异常只是形态学的异常。

此外，超声检测不仅受设备自身影响，还与孕妈腹壁脂肪厚度、孕周以及胎儿体位、羊水、胎儿骨骼声影等诸多因素相关。如果遇到一个厚肚皮的孕妈、羊水少、持续趴着不配合检查的宝贝，超声图像真的是"雾里看花，水中望月"。

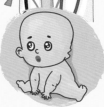

耳朵畸形

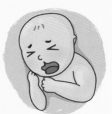

唇红裂

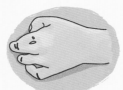

手部畸形

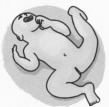

关节畸形

32

为什么产前"大排畸"都做了

宝宝出生后居然发现有室间隔缺损？

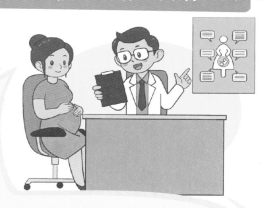

　　根据中国医师协会产前超声指南，产前超声仅仅能够诊断出胎儿0~66%的室间隔缺损，漏诊率44%~100%。且听超声专家唠一唠，缘何室间隔缺损易漏诊。

　　（1）胎儿心脏小，室间隔缺损难以显示。

　　（2）胎儿循环的血流动力学与成年人不同，可能未出现室间隔缺损的典型图像特征——例如胎儿期四腔心对称，单纯的室间隔缺损因两心腔无压差，分流不明显；较小缺损随着心室收缩闭合，也会出现无分流现象。

　　（3）另外胎儿位置固定或胎动频繁、孕周大时肋骨声影遮挡、羊水量过多过少及母体肥胖、腹部瘢痕因素等都会影响对胎儿心脏的全面观察。

　　孕妈妈们需知道，任何高精尖的机器、任何顶尖的专家都不能保证筛查出全部的胎儿室间隔缺损。没有合并其他畸形的室间隔缺损在胎儿期对孩子生长发育没有影响，也不影响正常的分娩。

33

好担心！肚里宝宝做超声为啥比上次小了？

孕妈妈们都知道宝宝生长参数常规观察指标包括双顶径、头围、腹围、股骨，这些指标需要在标准切面下测量。但是呢，晚孕期受胎头位置、胎儿体位、羊水、胎儿活动、胎儿骨骼声影等因素影响，会导致超声医师检查时无法获得标准图像，测量数值就会存在误差，也就出现了短时间内胎儿生长参数无变化，甚至变小的情况。

建议孕妈妈不要过于担心，胎儿生长发育受到很多因素影响，一次测量结果不能证明胎儿生长发育迟缓，要结合多次测量数据观察胎儿总体生长曲线！

不要被假象迷了眼！

34

给宝宝做超声检查时，为啥老让复查？

孕妈妈

做产检时，总会听到大夫说：位置不行，出去溜达溜达，一会回来复查！初次听到不了解者吓了一跳，担心宝宝有问题。莫担心！这是因为产前超声观察内容较多，都需要宝宝相应的体位"配合"，比如宝宝"面对"宝妈看脊柱更清楚、"背对"宝妈看面部和心脏更清楚。建议孕妈妈遇到多次复查情况，一定要和小宝宝一块积极配合大夫检查哦！

35

我已经给宝宝做过"大排畸"了，
为啥到孕晚期还要做筛查呀？

孕妈妈疑惑为啥做过"大排畸"，还要再做晚期筛查。这是因为胎儿的生长发育是一个动态过程，有些疾病在胎儿孕中期并不出现或表现不出来，晚期才出现，比如脑积水、肾积水、膈疝、腹部肿瘤等。有时有些疾病需多次重复检查，动态观察胎儿生长发育后才能最终做出诊断。

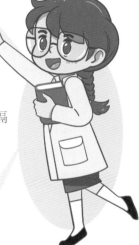

36

产前超声检查发现宝宝异常？

如果超声检查怀疑宝宝畸形，可通过无创DNA或侵入性产前诊断（绒毛膜穿刺术、羊膜腔穿刺术、脐静脉穿刺术）进行染色体检查、DNA分析等进行确诊，具体选择哪一种方式，产前诊断医师来告知，需结合家族史、孕妇生育史及超声提示异常部位等情况个体化分析。如果诊断提示胎儿有致死性畸形或胎儿染色体异常，则预后不良。

如果是轻微畸形（如唇裂、多指、室间隔缺损等），并不伴有染色体异常或遗传病，出生后可通过手术治疗。建议准爸爸妈妈遇到超声提示胎儿异常时，耐心听听产前诊断医师的意见及建议，可能没你想象的那么严重！

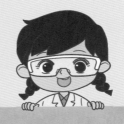

心脏篇

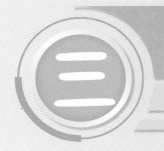

张瑞芳　　滑少华

刘会若　　赵　娜

杜江川　　段会参

37

现在医院的检查种类这么多，做过心电图了，还有必要再做心脏彩超吗？

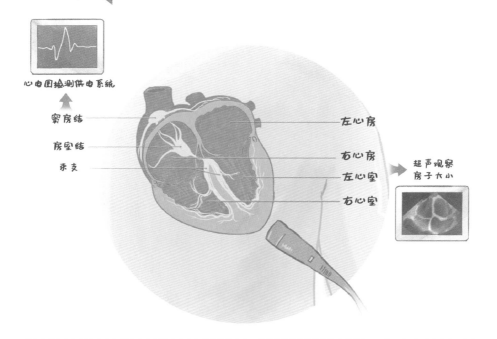

心电图检测供电系统

窦房结

房室结

束支

左心房

右心房

左心室

右心室

超声观察
房子大小

心脏是一个复杂的结构，不同的检查可以从不同方面反映心脏的情况。如果将心脏比作一座房子，这座房子包含了4个房间，心脏彩超可以观察每个房间的大小、房门能不能正常开闭、内部有没有洞等问题。心电图则可以观察房子的供电系统（心脏的传导系统）是否通畅，有没有短路，了解心肌的电活动是否正常。所以，即使心电图是正常的，心脏也不一定完全没有问题，两种检查各有用处，并不重复，全面的检查可以帮助医生更准确地判断心脏的情况。

38

心脏彩超检查正常是不是可以排除冠心病？

> 不不不，千万别大意！心脏彩超检查正常，并不能排除冠心病。

冠心病是给心脏输送营养的管道——冠状动脉出问题了，就像老旧的水管壁沾满了水垢，导致管道狭窄、堵塞等，这样心脏的营养供应跟不上，就会出现心肌缺血或坏死。如果要检查管道内部是否通畅，可以做冠脉造影、冠脉CT等。

心脏彩超大部分情况下只能看到这个管道起始部位的情况，对于管道远端的情况显示不够精准，如果管道堵塞引起了心脏结构或功能的改变，比如管道堵塞的那部分心肌缺血出现收缩无力、心肌坏死导致室壁变薄甚至心脏扩大的情况，心脏彩超则可以观察到这种改变。因此，心脏彩超可以辅助诊断冠心病，但不能仅仅依靠心脏超声来确诊或排除冠心病，需要临床医生根据病情及其他检查情况综合判断。

39

医生听诊心脏有杂音，心脏彩超却显示没问题
——孰对孰错？

不用太担忧，应该都没错！正常情况下，心脏内部的血流是规则的层流状态，类似于河水平静的流淌，没有明显的杂音，如果某些部位出现异常改变，血液则改变为湍流状态，比如河流从高高的山壁垂直跌落入山谷，则会形成瀑布，产生较大的声响，（比如河流中间突然出现了一块巨石，那么河水就会拍击石块产生较大的声响）在心脏就会产生杂音。

但是有一部分心脏杂音是由一些结构方面的正常变异引起的，对健康没有影响，叫作"生理性杂音"，而另一部分杂音则是心脏结构有问题而产生的，叫做"病理性杂音"。如果超声检查显示没有病变，那听到的杂音可能是生理性杂音，不必过于担忧。

40

宝宝口唇发绀，医生怀疑有先天性心脏病
——做个心脏彩超来看看？

先天性心脏病是心脏发育异常导致的畸形，比如心脏里有个"洞"或"异常通道"或心脏的瓣膜不能正常开放、关闭等，其中宝宝口唇发绀是先天性心脏病的一个临床表现，心脏超声可以探查心脏内部结构，了解心脏里有没有先天性异常的结构，所以大多数先天性心脏病通过心脏彩超就可以确诊。

41

宝宝做心脏彩超反复哭闹，新手妈妈很抓狂

——小小镇静药助你一臂之力

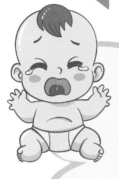

看着在彩超检查床上的宝宝哭闹，很多妈妈心急如焚，手足无措。因为心脏彩超需要观察安静状态下心腔内部血液流动的情况，如果宝宝哭闹、不配合，那么心脏彩超的图像会受干扰，检查结果可能不够准确。

不过，对于不能配合的宝宝，家长朋友们也不要太着急，医生会用少量药物让宝宝入睡，大部分的宝宝10～20分钟就可以入睡，常用镇静药物安全性高，家长不用过于担心。

42

体检时心脏彩超提示瓣膜少量反流，这平时也没

啥不舒服啊，真的是心脏出问题了吗?

不用慌张不用害怕，其实这种情况一般都没啥事。心脏瓣膜相当于一扇门，开放时让心腔内的血液正常通过，关闭时可以防止血液倒流，很多情况下，这扇门关闭的一瞬间会有少量血液回流，但门的结构、质量并没有严重问题，对体内的血液流动也不会造成影响，多数是"生理性反流"，无须特殊治疗。

43

不知道如何是好？

急性胸痛莫要慌——心脏彩超来帮忙

急性胸痛时莫要惊慌失措，引起胸痛的病因有多种，但只有部分会有致命危险。常见的致命性胸痛包括急性冠脉综合征、肺动脉栓塞、主动脉夹层、张力性气胸等，当出现胸痛时，首先需要排除这些致命性疾病，心脏彩超对于这些疾病的诊断有重要作用，有时候甚至起决定性作用，可谓是诊断急性胸痛的一把利器。

心脏彩超可以通过发现节段性室壁运动异常来诊断急性心梗；通过观察肺动脉是否有血栓、右心是否增大及三尖瓣是否有反流，来判断是否有大面积肺栓塞；对于怀疑主动脉夹层的患者，可以观察主动脉内是否有撕裂的内膜来进行判断；对于气胸，彩超可以通过观察有无胸膜滑动征来判断。

另外，与CT相比，超声检查具有快捷、简便、便携可移动等独特优势，利于对急诊患者做出快速诊断。所以，对于胸痛的病人，进行彩超检查是十分有必要的。

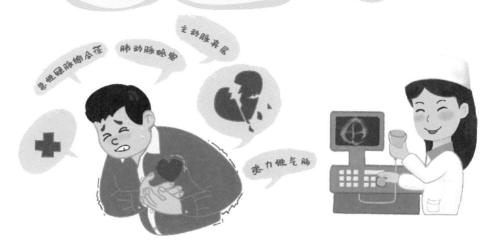

44

冠状动脉支架术后很"操心"

——心脏彩超能检查冠脉支架的情况吗?

由于冠脉内径较小且走行方向变化较大,心脏彩超主要是观察左、右冠脉起源及起始部位内径和血流方向,而不能直接看到冠状动脉内支架的情况。但是我们不能因此就否定心脏彩超的巨大价值,对于心肌梗死患者来说,放支架的最主要的目的是尽可能的挽救更多的心肌,从而改善室壁运动情况、心功能情况等,而心脏彩超能够通过观察心脏室壁的收缩运动来间接判断供应该处心肌的冠脉是否通畅,还能进一步评估有无室壁瘤形成、室间隔破裂穿孔、瓣膜反流等相关并发症以及心脏功能。

因此,心脏彩超虽不能直接观察冠脉内支架的情况,但在冠脉支架术后复查中也是非常重要的。

45

心脏疾病检查方法种类多,选择起来有疑惑!

都做过心脏彩超了,还要检查心脏核磁共振吗?

超声在心脏疾病的诊断中有其独特的优势,不仅能够实时动态地观察心脏内部各心腔的大小、血流状况等,而且操作方便、快捷、无辐射,均可对孕妇和婴幼儿进行检查。

但是心脏彩超也有不足之处,由于胸骨、肺部气体的存在,一定程度上会影响其诊断结果的准确性。而且心脏彩超在心肌与心包病变、心脏肿瘤及心功能的测定方面存在缺陷,这时就需要心脏磁共振检查来进一步明确病变性质。因此,对于心脏彩超检查不能明确的疾病,还需做心脏磁共振以及其他相关检查进一步诊断。

46

顽固性头痛、手麻查不出病因，急得跳脚怎么办？

相关研究发现，不明原因脑卒中、偏头痛、减压病及体位相关性低氧血症等病变可与静脉血液中的微栓子或某种化学因子通过卵圆孔到达脑部密切相关。有经验的医生会知道：准确判断卵圆孔未闭是否存在极为重要。

什么是右心声学造影呢？右心声学造影是利用生理盐水振荡后产生微气泡作为造影剂，由外周静脉注入体内，使右心腔显影，主要用于诊断或排除心内或肺内右向左分流相关疾病。常规经胸彩色多普勒超声对低速的卵圆孔未闭右向左分流不敏感，对这类患者进行右心声学造影检查，可大大提高卵圆孔未闭的检出率。

有经验的医生会建议你做右心声学造影

47

剧烈运动后或者紧张时，心跳"突突突"……会不会影响心脏彩超检查结果呢？

剧烈运动后或者紧张时，我们难免会心率加快，此时心肌耗氧量增加。这不会影响正常人或者病变轻微的患者的心脏彩超检查结果，但是对于心功能不全、严重先天性心脏病、左心室流出道梗阻等患者则会出现病情加重。

因此如果检查前有剧烈运动，建议休息10至20分钟，待机体恢复平静状态后再进行心脏彩超检查。如果是因为做检查而紧张，那就大可不必啦，因为无论你紧张与否检查结果就在那里，不增不减……

48

经食管超声心动图检查前咋整?

> 不用慌，超声专家
> 给你讲透彻

经食管超声心动图是将超声探头经口腔→咽部→食管→和（或）胃内，类似胃镜检查，将探头放置于受检者食管或胃内的理想位置，获得较为清晰的图像。插入探头时受检者会出现咽部不适及恶心、干呕现象，不要紧张，配合超声医生的指示动作即可。

检查前准备工作：

（1）应清除受检者口腔和食管内所有可活动的异物，较常见有假牙和牙套，还有一些治疗时的装置如鼻胃管等。因为这些异物可意外脱落阻塞气管影响呼吸或影响探头插入。

（2）对咽喉部进行局部麻醉，以减少对探头刺激的反应，减轻痛苦，提高插探头成功率。采用麻醉剂喷雾或者缓慢吞咽含有局部麻醉剂的半胶冻样的润滑止痛胶，充分麻醉咽部和食管。

经食管超声心动图检查具有类似胃镜检查的各种问题，属于半有创检查方式，不能像经胸超声心动图作为常规检查手段。一般来说，经食管超声心动图检查做完后的2小时内还应禁食、禁水，因咽部及食管的肌肉在检查过程中可能会受到轻微刺激，此外，局麻药的作用也会使咽部呈短暂的麻痹状态。

49

被房颤折磨的患者为啥要做经食管超声心动图?

（1）房颤主要表现为心脏的不规则快速跳动，每一次跳动不能有效地将左心房内的血液经二尖瓣口排入左心室内，造成左心房、左心耳内血液淤滞，形成血栓。

（2）房颤患者经过有效的治疗后，心脏恢复有节律的跳动，易造成左心房和（或）左心耳内的血栓脱落，引起脑卒中的发生。

（3）左心耳位于心脏的后方，形态如人的小指，属于盲端结构，房颤时易在此形成血栓。其贴近食管前壁，经胸超声心动图由于肺气干扰或肥胖因素多半显示不清，而经食管超声心动图由于探头位于食管内，与心脏之间仅隔一层食管壁，图像清晰，能清晰显示左心耳内的血流状态和是否有血栓形成。

50

肝硬化患者能做经食管超声心动图吗?

看看哪些情况不能做

经食管超声因为是半有创性操作，有以下疾病的患者可能存在一定风险，所以还是不可以检查的。

（1）严重的心血管系统疾病：巨大心脏、严重心衰、严重心律失常、急性心肌梗死、不稳定型心绞痛、重度（或恶性）高血压、低血压或休克状态等。

（2）咽部或食管疾病：急性咽炎、急性扁桃体炎、咽部脓肿、食管炎症、食管狭窄、食管静脉曲张、先天性食管畸形、咽部或食管占位性疾病等。

（3）局麻药过敏等。

（4）其他：严重感染、传染病、凝血功能异常、其他上消化道疾病及全身状况不良、体质极度虚弱、剧烈胸痛、腹痛、哮喘、咳嗽、精神障碍、高龄等不能配合检查者或拒绝检查者等。

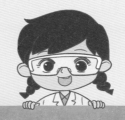

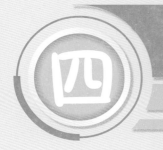

四

浅表篇

崔可飞　穆晓伟

李聪军　黄媛婧

51

超声检查发现甲状腺有结节，是癌吗？

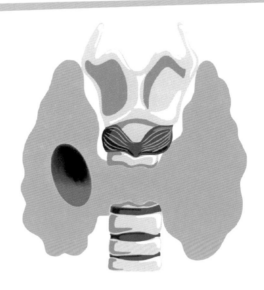

良性？

　　体检报告出来了，甲状腺有结节，突然整个人都不好了。"大夫，结节是不是癌啊？"这个问题有好多人在问，下面就给大家详细说一说，搬好小板凳哦……

　　什么是甲状腺结节呢，甲状腺结节是指甲状腺组织内的散在病灶，影像学检查能将其和周围甲状腺组织清楚分界。甲状腺结节包括甲状腺囊肿、结节性甲状腺肿、甲状腺腺瘤、甲状腺炎性结节（急性化脓性甲状腺炎、亚急性甲状腺炎、慢性淋巴细胞性甲状腺炎等引起的结节样改变）、甲状腺癌等。你看，虽然甲状腺结节种类很多，但大部分是良性的，恶性的只占少数，那如何判断结节的良恶性呢？

　　有经验的超声医师通常根据甲状腺结节的声像图特征做出综合评估，并对结节进行TI-RADS分级。声像图主要观察结

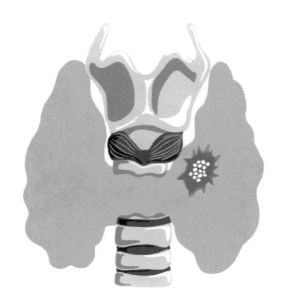

恶性？

节的部位、数目、大小、边缘、纵横比、内部回声、有无钙化灶、血流信号等情况。那么，什么是TI-RADS分级呢，它与结节的良恶性有什么关系呢？

首先，TI-RADS是甲状腺影像报告和数据系统的英文缩写，超声科医生通过观察甲状腺结节的"长相"来评估结节良恶性的概率，其次，还可以通过TI-RADS分级，对甲状腺结节进行临床管理。一般来说，结节的分级是从2级到5级。如果甲状腺结节被分为TI-RADS 2级，那么恶性率极低，不用治疗；如果结节被分为TI-RADS 3级，大多数结节是良性的，需定期超声复查；如果结节TI-RADS分级≥4级，则恶性的可能性逐渐增大，有经验的超声科医生会根据结节的超声图像表现，给出短期随访或者细针穿刺活检的建议，严重的还会建议行外科手术治疗；如果出现哽噎感或者包块突起等症状，建议进一步咨询甲状腺外科专家。

所以，体检查出甲状腺结节不要惊慌，"对号入座"，超声帮你来判断。

52

颈部淋巴结肿大严重吗？——超声告诉你

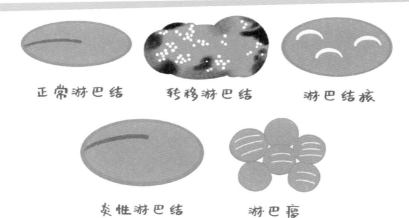

正常淋巴结　　转移淋巴结　　淋巴结核

炎性淋巴结　　淋巴瘤

　　"大夫，超声检查发现颈部淋巴结肿大了，严重吗？"淋巴是人体重要的免疫器官，每个人颈部都有很多的淋巴结，一般情况下是触摸不到的，只有在发生病变或炎性反应时才有可能触及到。引起淋巴结肿大的原因很多，由于病因不同，会有不同的超声表现，是否严重，超声可以带你识别庐山真面目……

　　首先，超声可以观察淋巴结的大小、形态、内部结构、血流分布以及位置、是否相互融合成团，根据这些信息及临床表现，专家可以初步判断淋巴结的性质，并提出相应的建议。

　　在超声声像图上，正常淋巴结表现为：皮髓质分界清，形态呈椭圆形，血流信号较少、呈门型。

　　炎性淋巴结的表现多为：体积增大，淋巴门消失，血流减少或增多。

　　转移性淋巴结表现为：内部结构紊乱，出现不规则高回声团、钙化、坏死液化，血流丰富且杂乱。

　　淋巴瘤表现为：淋巴门可见或消失，融合成团，内可见网状分隔；淋巴结核表现为：淋巴门消失，内可见粗大钙化，少数可见液化。

　　所以，发现颈部淋巴结肿大，切莫慌张，到医院做个浅表超声检查就基本可以鉴别性质了。

53

甲状腺结节里有钙化，是不是恶性的呢？

　　超声检查报告里常常看到甲腺结节伴钙化的术语，听说甲状腺结节伴钙化，可能是癌，想想就焦虑。那么，接下来咱们就聊聊甲状腺结节伴钙化这点事儿。

　　遇到"钙化"首先应分辨强回声是否真的是钙化。如果甲状腺实性结节或者囊实性结节的实性部分内出现散在或簇状分布的微小强回声，大部分与甲状腺癌密切相关，是评价甲状腺恶性结节的重要因素之一，特异性高达85%~95%，此时应高度重视。

　　然而囊性结节内的胶质沉积或者是囊性与实性部分交界面的声像图也表现为点状强回声，但其后方常伴"彗尾征"，此类征象则不能称为钙化，常与良性结节相关。

　　除此之外，超声报告中还会出现粗大钙化和边缘钙化，此类征象通常伴有"后方声影"，与甲状腺结节的良恶性关联不是很明确，此时，需要结合甲状腺结节的其他征象做出评估。

　　简而言之，并非所有的"钙化"都是不好的表现，有时也提示为良性结节。

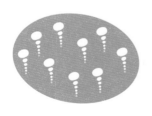

胶质

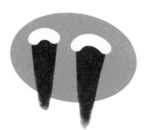

粗钙化

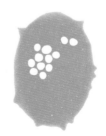

微钙化

54

发现甲状腺结节该做哪些影像学检查?

在甲状腺结节的患者中，经常有人追问还需要做哪些影像学检查来进一步明确诊断。

首先，我们需要了解一下目前临床甲状腺结节有哪些影像学检查以及各自的优势，影像学检查除了超声医学，还包括CT、PET、MRI等检查方法，后三者在肿瘤的诊断及鉴别诊断中有较高的准确性，但对于甲状腺结节的诊疗和临床实用性却不如超声医学，一般仅当患者出现颈部压迫症状及巨大结节包绕周围血管或者胸骨后甲状腺结节时才会推荐CT、MRI检查，以进一步了解病变与周围组织的毗邻关系及恶性结节的转移情况。

相关医学指南中明确指出：所有甲状腺结节均需行颈部超声检查，并行恶性风险评估。它的优势在于及时发现甲状腺组织内有无结节，判断结节的物理性质（实性、囊性、囊实性），评估恶性结节侵犯的范围（是否侵及包膜、气管及喉返神经），并且在结节的实时动态观察、术前评估、超声引导下介入诊疗以及术中定位、术后随访等方面具有不可替代的优势。

所以，超声检查作为评估甲状腺结节的"智慧之眼"，当之无愧，大多数甲状腺结节的患者无须再做其他影像学检查。

55

声音嘶哑，未必是咽喉疾病，是否与甲状腺癌有关？

快做个超声检查看看吧！

哎，最近说不出话，感觉嗓子都不是自己的了，生无可恋，不能说话的感觉简直要发疯啊。做了喉镜显示喉返神经麻痹，是什么原因呢？不要紧张，是不是甲状腺恶性结节侵犯喉返神经了呢？来医院做个甲状腺超声吧。

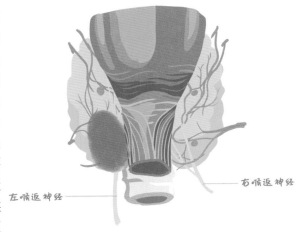

左喉返神经　　　　右喉返神经

喉返神经位于甲状腺后方，走形于气管食管沟内，损伤或侵犯可出现声音嘶哑，严重影响人们的工作和生活，所以当出现甲状腺结节向甲状腺后被膜突出生长时，会侵犯喉返神经，致声音嘶哑。甲状腺超声可以明确检查甲状腺结节的位置及与包膜的关系。

因此发现声音嘶哑，千万不可大意，先来医院检查一下是不是甲状腺出了问题。

56

什么是钼靶和彩超？

关于钼靶和彩超，几乎每天都有患者各种问，"大夫，我都做过钼靶了，为什么还要做彩超呢？"或者"大夫，彩超是不是一定比钼靶清楚啊？"嗯……今天咱们就好好聊一聊钼靶和彩超的那些事吧。

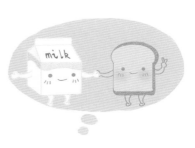

在乳腺癌筛查中，钼靶和彩超是目前公认的快捷、经济、有效的检测手段，然而二者只有相爱，并无相杀，就像牛奶和面包，要一起吃下去，味道才会最好。

为什么这么说呢？因为不是所有的乳房"内涵"都一样。有些乳房是脂肪型的，钼靶对于这种类型的乳房非常擅长，其诊断性可高达95%，而且不受年龄、体型的限制；可是对于致密型乳房，钼靶就力不从心了，而超声却在这方面出类拔萃，它不仅可以区分不同类型的乳腺组织，分辨复杂性囊肿和乳腺实性肿块，而且没有放射性，无论是孕妇还是儿童，都可以安心的接受超声检查，是不是很优秀啊？当然，让钼靶引以为傲的就是钙化，钼靶看钙化，就像晚上看烟花，而超声看钙化，却像白天看烟花。由此看来，超声和钼靶此消彼长，两个组合在一起，才是黄金搭档，就像牛奶遇见了面包，这种搭配不多不少，甜蜜得刚刚好。

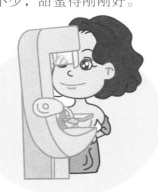

57

别人都在炫胸肌，我却……

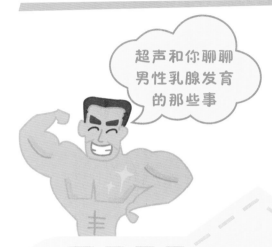

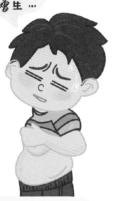

超声和你聊聊男性乳腺发育的那些事

别人都在炫胸肌，我却乳腺增生…

　　说起男性乳腺发育，这委实让一些男子汉羞于启齿啊！看看人家，又在那里炫胸肌，我却像个姑娘似的长个"咪咪"，多难为情啊！

　　关于男性乳腺发育，你了解的有多少呢？今天咱们就好好地唠一唠。引起男性乳腺发育的根本原因是体内的雌、雄激素比例失调，可以是生理性的，也可以是病理性的，比如肝病、甲状腺功能亢进、尿毒症的患者，都可以引起男性腺体发育。

　　男性乳腺发育的超声表现与组织学密切相关。在活动期时，超声呈显著的低回声，边缘成角及树枝状的外形；混合期表现为低回声的导管和高回声纤维组织同时存在；静止期超声主要显示为高回声的纤维组织。

　　当然了，不是所有的乳房增大都是男性乳腺发育。比如男性假性腺体发育，这位小伙特别胖，从外观看他的腺体也比较大，但从超声看，他增大的区域都是脂肪，所以这是一个假性的腺体发育。还有和男性乳腺癌的鉴别，也是非常关键的。有了超声，一切都SO EASY！超声可以借你一双慧眼，让你把这男性乳腺发育看得真真切切，明明白白！

58

关于乳腺结节，你知道多少？

对于乳腺结节，很多女性"谈虎色变"："大夫，超声说我乳腺有结节，它会癌变吗？""我是不是要做手术呀？"各种焦虑紧张纷至沓来，甚至恨不得一杯敬明天，一杯敬过往。

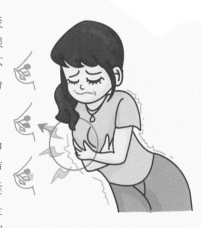

乳腺结节有很多种类型，其中大部分为良性结节，例如我们超声最常见的腺病、纤维腺瘤、积乳囊肿、炎性结节等；还有一些虽然是良性结节，但有恶变的风险，比如导管内乳头状瘤；还有一些交界性病变，比如叶状肿瘤等；当然还有一部分结节是乳腺癌。所以，正确的认识乳腺结节，会让你有一个良好而平和的心态，为此，我们超声对诊断出的乳腺结节进行评估分类，也就是BI-RADS分类，对不同类别的结节给出相应的处理意见。例如BI-RADS 3类的可能良性病灶，通常建议6个月随访，连续2次随访依然是3类，建议随访时间延长至1年。对于BI-RADS 4类及5类，建议活检。

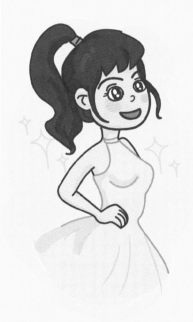

根据结节的BI-RADS分类，做出客观而合理的指导意见，有乳腺超声为您保驾护航，各位女神，您放心了吗？

59

超声检查乳腺结节血流信号丰富，就是乳腺癌吗？

　　"超声检查说我乳腺结节血流信号丰富，这是乳腺癌吗？"不要怕，听超声科大夫给你科普如何看待血流信号丰富的乳腺结节。

　　乳腺结节的血供是否丰富，与是否是乳腺癌并无相关性。一些良性病变，如纤维腺瘤、乳头状瘤和炎性病变，都可以表现为血供丰富，而一些低血供甚至无血供的实性结节，却是乳腺癌。所以仅凭结节血流信号丰富就断定为乳腺癌是非常不科学的。

　　超声评价结节的良恶性，是从多个角度综合评估的，包括形态是否规则、方位是否平行、边缘的光整与否，有无成角、毛刺，回声模式，是否有钙化，以及结节的血供等。所谓"横看成岭侧成峰，远近高低各不同"，只有从多个角度全方面评估，才能"疏而不漏"啊！

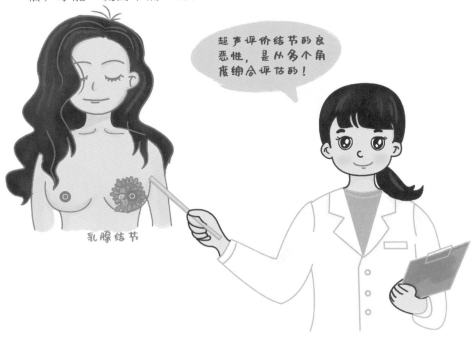

超声评价结节的良恶性，是从多个角度综合评估的！

乳腺结节

60

你是我胸口永远的痛
乳房内的"暴风雪"

隆胸术后，有了傲娇身材，不要忘记定期复查乳腺超声啊！

before

很多女性为了达到凸凹有致的迷人身材，常常会选择隆胸。然而，这却是一条快乐并痛着的路，因为隆胸术后，往往会发生假体破裂。

假体破裂时，包膜外渗出的硅胶会迅速被炎症包绕，形成硅胶肉芽肿，它最常见的典型表现就是"暴风雪"征——结节内见显著的、均匀的高回声，前方边界清晰，后方伴"不干净"声影，使后方边界模糊。

"暴风雪"征发生在具有较小的硅胶球、异物反应及纤维化反应明显的肉芽肿内。渗出的硅胶还可以沿着胸壁游走到上腹部、后背或者腋窝，这些游走硅胶的超声表现类似于乳腺组织中的"暴风雪"，只是所处的位置不同而已。

"欲戴王冠，必承其重"。隆胸术后，尽管拥有了傲娇身材，但是不要忘记了定期复查乳腺超声啊，也许不经意间就会有"暴风雪"与你不期而遇。

after

61

调皮的孩子被剪刀异物扎伤眼睛肿成大包，吓坏妈妈们，到底伤得严重不?

超声帮助来评估

调皮的孩子眼睛被扎伤后让家长心急如焚，这事严重不严重呢？先查个彩超就能初步评估；在裂隙灯下观察完角膜情况后，彩超检查能在眼皮肿胀、角膜水肿、前房积血的同时观察眼后段的问题，是眼外伤后评估眼球结构最有效的方式，可以及时发现晶状体、玻璃体、视网膜及脉络膜的问题（比如晶状体脱位、玻璃体积血、视网膜脱离、脉络膜脱离），同时观察眼球内是否有异物，及时评估眼睛受伤情况，安慰妈妈们受伤的心。

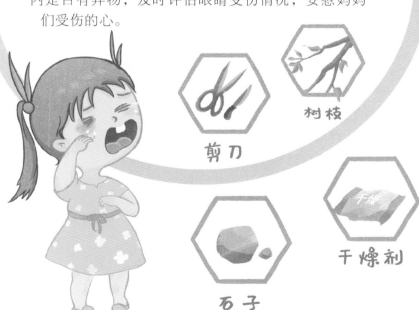

树枝

剪刀

干燥剂

石子

62

"猫眼"是啥？严重不？

孩子正咯咯笑着忽然发现眼睛亮闪闪发白，这是什么？

不要慌不要急，我来详细告诉你：瞳孔发白在医学上称为白瞳症，俗称"猫眼"，儿童常见于先天性白内障、视网膜母细胞瘤、家族性渗出性玻璃体视网膜疾病、早产儿视网膜病变等先天性疾病；发现孩子"猫眼"一定要尽早就医，尽早行超声检查，明确具体的眼部疾病种类，同时超声检查可以在晶状体混浊（先天性白内障）时对眼后段评估，指导临床手术方式的选择，在眼球占位（视网膜母细胞瘤）时评估占位的大小、位置、血流情况，指导临床选择最佳治疗方式。

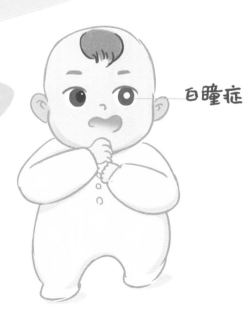

立刻！马上！就医尽早做个超声检查

白瞳症

63

患了糖尿病，眼睛咋会看不清路了？
来到医院咋还让做个彩超？

> 血糖升高了，医生说得了糖尿病，所有的甜食都不能吃了，欲哭无泪啊！眼睛也开始看不见了，咋还祸不单行！

　　其实糖尿病是一种复杂的代谢性疾病，可以引起全身许多组织、器官的广泛损害，在血糖升高的过程中，各种组织蛋白均可发生非酶糖机化反应，最终形成糖化终产物，可沉积于血管壁的长寿蛋白上，造成微血管通透性增加，基底膜增厚、血流瘀滞，甚则微血管闭塞，这种微血管病变主要表现在眼睛、肾、心和神经组织，危险比较大，糖尿病在眼部所致的视网膜病变也是一种主要的致盲眼病，糖尿病视网膜病变表现为眼底血管瘤形成、硬性黄白色渗出，以及软性渗出，逐渐出现新生血管伴出血，严重者可导致视网膜脱离，严重影响视力。

　　通过彩超检查可发现被混浊的屈光间质遮挡的眼底情况，准确诊断玻璃体后脱离、玻璃体积血、牵拉性视网膜脱离等一系列糖尿病视网膜病变，进一步为临床的治疗指明方向。

64

做了眼部彩超检查正常，
是不是眼睛就没问题了？

在医院做了眼部彩超检查，检查的大夫说没啥事，开心地转圈圈，眼睛没问题，可以愉快的和小伙伴们玩耍了！

但是，彩超检查正常眼睛就完全没问题了吗？请听好了：眼部超声检查很重要，主要是对眼球结构及形态的评估，眼球像是一台复杂的照相机，除了结构正常外，还需要每个部位的功能不受损才能有正常的视力，所以我们的眼睛除了彩超检查以外还需要眼科临床的一系列功能检查综合评估，这台照相机（眼睛）才能照出清晰漂亮的照片。

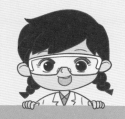

五 腹部篇

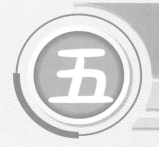

焦秋玲　于　晶
狄　敏

65

做超声前真要经得住美食诱惑

看完你就知道
为啥做胆囊超声
必须空腹

　　上腹部超声检查前真的需要经得住美食诱惑！为啥？胆囊就像个气球，吃饭后胆汁排进胃肠道消化食物，胆囊就收缩变"瘪"了，胆囊里面有什么或是胆囊壁上长了什么东西自然看不清了，并且饭后肠里都是气，影响超声传导，超声图像质量变差。

　　因此，除了急诊，胆管系统的所有检查都应该在禁食6小时以后进行，这时胆囊呈最佳充盈状态，且肠道内的气体最少。部分人即使禁食足够长的时间，但是肠道内仍有大量气体！那就要在检查前1～2天内口服二甲硅油等消胀片，消除部分肠道气体，以此增强超声检查时图像的质量，使检查结果更特异、准确！

66

体检查出脂肪肝！这病严重吗？

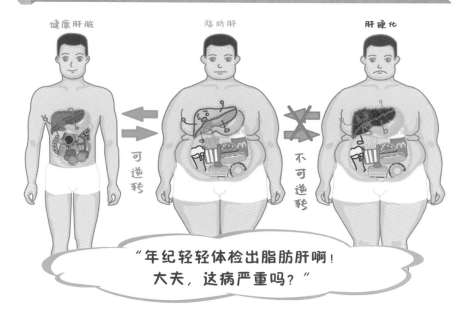

健康肝脏　　　　脂肪肝　　　　肝硬化

可逆转　　　不可逆转

"年纪轻轻体检出脂肪肝啊！
大夫，这病严重吗？"

嘿嘿！不要这样吓自己，不一定是大事！

首先呢，脂肪肝是肝病的一种。引起脂肪肝的原因有很多，常见的有肥胖、糖尿病、长期饮酒、汉堡薯条等高脂肪、高热量饮食及久坐不运动、高血压、高血脂、肝炎病毒感染、药物毒性作用等。以上原因致脂肪在肝细胞内堆积，当肝组织的脂肪含量超过5%就可诊断为脂肪肝，而中度脂肪肝肝脏脂肪含量在10%～25%，重度者其含量可高达40%～50%。脂肪肝早期肝脏体积增大，晚期会演变成肝硬化。

超声检查可显示肝脏体积的变化，肝内回声的增强程度、分布区域，从而简便、快速对脂肪肝进行初步分度、分型。大部分脂肪肝是弥漫性脂肪肝，另外还有局限性脂肪肝，如叶段型脂肪肝、团块型脂肪肝、小叶间脂肪堆积。

脂肪肝需要保持饮食均衡，适当补充水果，增加维生素摄入，对于酒精性脂肪肝来说最先要做的肯定是戒酒！另外，保持每天运动的习惯，保持规律的生活作息。总之，先做个腹部超声检查评估脂肪肝的严重程度，再进行自我"治疗"。

67

超声提示肝弥漫性回声改变是不是肝糜烂了?

好多人是按字面意思的曲解,说肝弥漫就是肝"糜烂"了吗?

其实不然,"肝弥漫性回声改变"意思是:超声图像显示整个肝脏实质回声出现了变化,提示整个肝脏存在一定程度的病变或损伤!

正常的肝脏实质的回声是中等水平均匀一致的点状回声。"弥漫性回声改变"即是肝脏回声光点变粗或变细了、增强或减低了,分布不均匀等这些不正常情况。

以下列举部分常见呈现"肝弥漫性回声改变"疾病。

(1)脂肪肝:脂肪肝时,肝脏常增大,肝细胞内脂肪堆积,肝脏回声变细、增强。

(2)慢性肝炎、肝硬化:常由乙型、丙型肝炎病毒所致,病毒引起肝脏损害,早期肝大,回声增强和(或)增粗,肝硬化时,肝实质回声增粗更甚、分布不均,肝脏体积变小,形成硬化结节。

(3)先天性疾病:如"布加综合征",肝脏内的血管或下腔静脉发育异常,导致肝脏内的血液回流至心脏途中受阻,肝脏出现了淤血性改变。

还有很多情况会出现"肝弥漫性回声改变",如自身免疫性肝炎、白血病、药物所致、心脏疾病等。

另外,不能单单根据超声提示"肝弥漫性回声改变"就来判断肝损伤的严重程度,还要结合肝功能等其他指标。

总之,超声检查单上的"肝弥漫"不能再简单地成肝"糜烂"了!看看描述,结合其他检查让医生给你讲清楚,就全明白了!

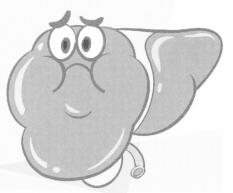

68

吃饱喝足肚子胀！撑的太痛就不能再忍了！

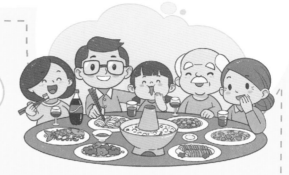

赶快做超声
排除胰腺炎

咱中原，美食多多，路边摊、大排档、火锅店、大口吃肉，大口喝酒，那叫一个过瘾。但是，吃饱喝足后，肚子胀痛难忍！多喝热水忍忍就好？错！这样极有可能耽误病情——难忍就不能再忍！兄弟！赶快来做个超声排除要人命的炎症：急性胰腺炎！

作为一种常见的急腹症，急性胰腺炎多见于青壮年，大多发生在大量饮酒、暴食、高脂饮食后，急性上腹痛，甚至如刀割般绞痛，伴有恶心、呕吐、发热、黄疸、腹胀等。重症胰腺炎可致腹腔感染、多器官功能衰竭，甚至危及生命！

超声检查简便易行、安全快速，可探查胰腺有无肿大，肿大程度，胰管有无扩张，胰腺周边有无积液，胆囊胆管有无结石、梗阻，指导急诊医生判断胰腺炎有无、临床分期及类型。

另外，暴饮暴食后腹痛还有可能是胃穿孔！穿孔后胃里食物残渣、胃酸啥的迅速进到腹腔，气体往上走，液体、固体往下。超声检查可以在肝周边、膈肌下检查到气体，在腹腔内检测到混浊的液体，符合这两点，结合症状，胃穿孔诊断就明确了，比较简单快速吧！

总之呢，吃饱喝足之后，肚子胀痛难忍时，就不要再认为是吃饱了撑的了兄弟们，急性胰腺炎、胃穿孔这些要人命的病症我们还是需要警惕的！一定要及时去医院做个腹部超声！少食多餐、细嚼慢咽，都是为你好！

69

发现自己皮肤发黄是不是要变外星人了?

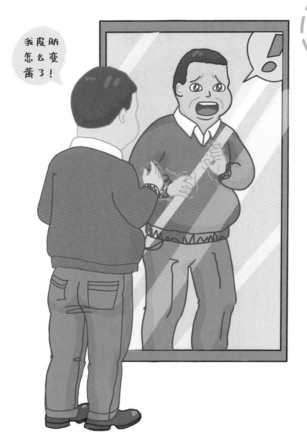

超声给你来解惑

如果有一天照镜子发现自己成了"小黄人",你一定特别惊慌,先莫要胡思乱想,医院里面走一遭,先把彩超照一照。

皮肤发黄也称黄疸,病因很多,比如胆道梗阻(肿瘤源性如胆管癌、胰头癌等;结石源性如肝内外胆管结石、胆囊结石等)、肝炎、药物性肝病、溶血等。

超声检查:通过对肝脏的大小、形态、实质回声及肝内有无占位性病变、胆囊大小及胆道系统有无结石及扩张、脾脏有无肿大、胰腺有无病变来判断是哪个脏器出了问题及皮肤发黄的原因(结石、肿瘤、息肉等)。但超声也不是万能的,对于一些胃肠道气体过重或病变位置过低(如肝外胆管十二指肠段病变)的特殊病例还需要结合CT、MRI等检查。

70

我长胆囊息肉了？怎么办？
胆囊息肉会不会越长越大而癌变？

胆囊息肉是胆囊息肉样病变的统称，一般都是体检时发现的，是一种十分常见的疾病，就是胆囊壁向胆囊腔内形成息肉样突起，就好像人皮肤上凸起的"瘊"。发现胆囊息肉不必惊慌，大部分的胆囊息肉都是良性的，超声可以发现2毫米以上的息肉，一般没有什么临床症状，息肉大小在10毫米以内定期复查即可。

对于胆固醇性息肉，胆囊功能良好，一般不会发生恶变；但是胆囊腺瘤属于一种癌前病变，腺瘤越大，恶变风险越大，当超声检测发现息肉体积较大（大于10毫米），基底较宽就像"金字塔"那样的、边缘不整齐，或短期内体积突然增大时，有可能性质发生改变，则需要考虑手术治疗。

超声可以动态观察息肉的数目、位置、大小、形态，是发现胆囊息肉的首选影像学手段。现在有了超声造影技术，还可以通过超声造影观察息肉内的血供情况，帮助鉴别息肉的良恶性。

71

怀疑肝硬化做彩超能查出来吗？

肝硬化是由肝细胞弥漫性变性、坏死，纤维组织增生和肝细胞结节状再生，这三种病变反复交错进行而导致的肝脏变形、变硬的一种常见的慢性肝脏疾病。常规超声诊断肝硬化就好比看一个人，看他的外形是不是变"小"了、皮肤是否皱缩等，变化比较明显才看得出来，如果是早期或轻微改变有时不能明确，需要借助临床表现、实验室检查、病史等共同诊断，必要时肝脏穿刺是确诊早期肝硬化的金标准。

晚期典型的肝硬化超声有特征性表现，超声是可以提示的。正常的肝脏包膜光滑、实质回声均匀，当肝硬化晚期时肝脏实质的回声会明显的增粗，增强，包膜也会变得不光滑，呈现出"锯齿状"改变，肝脏的体积也会缩小，本来小小的受肋骨保护的脾脏也会增大到肋骨下面，甚至到达盆腔。当门脉高压时，门静脉及脾静脉内径亦会增宽，血流速度减慢，有些患者肚子还会大得看起来像扛着"孕妇肚"。那是因为腹腔里出现了很多的水，部分人肚皮上出现了青紫色的"蚯蚓样"或"海蛇头"样迂曲的血管，这是因为门静脉压力过高导致了侧支循环的开放。

72 肝内钙化灶是什么？严重吗？

　　肝内钙化灶的超声特征为肝实质内任何部位出现的类似结石样的强回声团，呈圆形、短条状或弧形等，不合并胆管壁的"双线征"，以单发多见。

　　肝内钙化灶是一种良性病变，没有临床症状也无须特别处理，一般是在做体检的时候被发现。对于病因目前没有统一的说法，常见原因有先天性的因素，钙磷代谢异常，或创伤后修复所致（局部的一个愈合过程，肝脏细胞损伤后形成的钙化），其中最被认可的是后者。

　　钙化灶相当于皮肤受伤后留下的小瘢痕，它对肝功能没有任何的影响，所以单纯的肝内钙化灶临床意义不大。

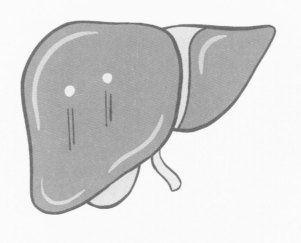

73

肝囊肿会自己消失吗？
会癌变吗？会损伤肝脏吗？

快来学习肝囊肿的
前世今生！

单纯性肝囊肿可分为潴留性和先天性两大类。潴留性囊肿为肝内小胆管慢性、不完全性阻塞，常因炎症、水肿、结石阻塞或瘢痕收缩所致，囊内多含一定浓度的胆汁；而先天性囊肿常为多个，囊液不含胆汁。我们可通俗地理解为肝囊肿是肝脏里的"水泡"，一般情况下不会自行消失，也不会发生癌变。

肝囊肿对肝脏的危害程度，主要取决于囊肿的大小和类型。如果是单纯的囊肿且比较小，对肝脏一般没有危害。如果囊肿比较大，可能会压迫肝脏，影响肝脏的代谢问题。多发性肝囊肿要与多囊肝鉴别，多囊肝患者有可能造成肝损伤。同时，肝囊肿也要和肝脏的一些囊性肿瘤相鉴别，包括囊腺瘤、囊腺癌甚至肝脏转移瘤，这几类肿瘤囊壁均存在不同程度的增厚，厚薄不均，囊内有分隔；而单纯性肝囊肿的囊壁一般较薄，纤细，囊液内透好，一般常规超声检查就可以轻松鉴别开。

对于一些较小又不引发症状的囊肿，是不需要处理的，只需要定期随诊就可以了。如果是较大的囊肿（直径大于5厘米）且压迫周围重要脏器了，则需要进行囊肿引流硬化治疗，让囊肿消失或不再增大。

74

体检发现肝血管瘤怎么办?
会破裂吗? 需要手术吗?

不要大惊小怪,
超声随诊保平安

体检经常会报出肝血管瘤,大家不要"听瘤色变",肝血管瘤大多属于海绵状血管瘤,是由发育异常的细小血管或较少的粗大血管在肝脏局部盘曲形成的"球",就像杂乱无章的"毛线团",其生长速度极为缓慢,所以大部分肝血管瘤无须治疗,只需要定期超声检查就可以了。

肝血管瘤破裂出血的情况比较罕见,是否会出现破裂主要取决于血管瘤的大小和生长的位置。如果位于肝脏内部,比较安全,周围的肝组织像外壳一般包裹,很少出现破裂。如果位于肝脏的边缘,体积虽然不是很大,但是缺少了"外衣",如果受到突然撞击就有发生破裂出血的可能。当血管瘤大于5厘米、容易破裂或有明显腹部不适时,需要引起重视,给予治疗。

75

糖尿病患者超声检查胰腺一定有问题吗?

胰腺和胰岛是两个不同的概念,
千万不要混淆

体重不断增加,糖尿病就有可能找上门了。糖尿病是一组因胰岛素绝对或相对分泌不足和胰岛素利用障碍引起的碳水化合物、蛋白质、脂肪代谢紊乱性疾病,以高血糖为主要标志。主要损害视网膜、肾脏、周围神经等,超声检查胰腺主要是看胰腺的大小、形态是不是异常。糖尿病是胰岛 B 细胞分泌和利用胰岛素出现了问题,而不是胰腺大小、形态出现了问题。所以,糖尿病患者做胰腺超声检查基本上都是正常的,除非胰腺有了炎症或占位才会发生形态或回声改变。

76

胆道里咋会出现气体呢? 超声能看到吗?

看超声如何揪出溜进肝内的气体

胆管就是胆汁流出的通道,正常情况下肝内胆管是不会出现气体的,胆道下端、十二指肠乳头部是一个环形的括约肌,它像一堵城墙可防止肠道内的肠液、气体反流到胆道内。但是如果患者做了十二指肠乳头切开或胆肠吻合术,这种正常的结构被打破,就会"城门失守",失去防反流的功能,此时胆道和肠道处于一种相通的状态,肠道内的气体、肠液会发生反流,引起胆道内的积气。所以胆道积气多出现在胆道手术后,超声可以看到胆道内气体强回声。

77

超声发现了副脾怎么办?

只是个正常的变异

副脾是脾门附近与脾脏类似的圆形或椭圆形结节,副脾实质还是脾脏,就像大仙人球向外凸出了一个小仙人球一样,只是长到了正常脾脏周边,属正常变异,无须处理。

78

为什么做超声检查时,
脂肪肝的分度会出现不同?

其实不必太在意分度,只要出现了,就需要注意保持健康的生活方式了!

脂肪肝主要是由于正常的脂质代谢途径紊乱,肝细胞中的中性脂肪、脂质沉着堆积过多、超过生理含量引起的可逆性改变。脂肪肝从程度上可分为轻、中、重度,但是根据超声图像判断脂肪肝的程度受一些因素影响,包括检查者不同、仪器不同、被检查者本身体重出现变化等,脂肪肝分度都有可能会有所变化、描述不同。

79

乙肝患者需要定期做超声检查吗?

答案是肯定的:需要!中国是乙肝大国,曾几何时大家谈乙肝色变,超声检查是乙肝患者检查中的不可或缺的重要项目,超声检查费用低,准确性高,可判断乙肝患者肝脏的大小、形态、是否出现肝硬化现象、门静脉高压、脾大等,更重要的是超声像"探照灯"一样,可以对肝硬化患者最害怕出现的肝癌进行早期的排查,以便及时治疗,提高患者的生存期及生活质量。

请看超声在肝病诊断中的神威,你就知道该怎么做了!

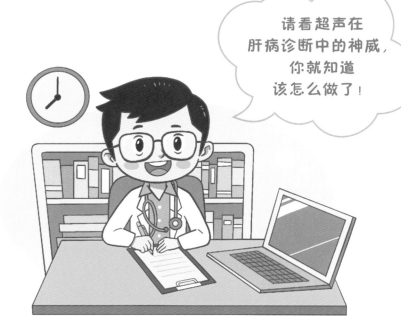

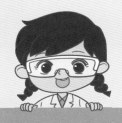

泌尿直肠篇

陈争光

秦俊昌

80

排尿费劲、尿不尽
泌尿系超声帮你快速找原因

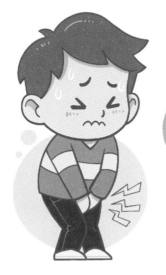

俗话：活人咋能被尿憋死，但现实中好多朋友确实受够了排尿费劲、尿不尽这些烦心事！

泌尿系超声可以方便、快捷的帮你找出原因。

（1）对于出现以上症状的小孩子们，超声图像见双肾积水、输尿管扩张、膀胱过度充盈且残余尿量过多——这是控制膀胱的神经线路出问题了：神经源性膀胱。因脊膜膨出、脊髓损伤及根治性盆腔术后导致控制膀胱的中枢神经或者周围神经受损而导致的排尿障碍，通俗地说，就是膀胱不听大脑的话。

（2）成年男女有排尿不顺、夜尿多这种情况的，超声检查见膀胱壁增厚、毛糙等病理改变，这就是另一大类常见病：膀胱出口梗阻！男性多是由于膀胱颈口下方前列腺增大所致。有男生一听前列腺就害怕！给大家讲明：前列腺大小多受雄激素、炎症影响，中青年前列腺增大多是前列腺炎，老年则多考虑前列腺增生！女性是没有前列腺的，但由于部分中老年女性膀胱出口局部存在慢性炎症致膀胱颈口挛缩、狭窄、梗阻，使得女性也出现类似男性前列腺增大症状！

总之，超声可轻松明确膀胱自身状况、小便后残存尿量，快速区分神经源性膀胱和膀胱出口梗阻两大主要病因！

81

腰部剧痛伴尿中带血
超声评估你还有多少"路程"需要承受

有些人纳闷了：刚还好好的，为啥突然腰痛，还弄得满地打滚儿啊！颜面扫地啊！平常苦也能吃，真不是个娇贵人儿啊！

兄弟姐妹们！真不怪你顶不住，换个旁人也这样，这是啥，这可是和心绞痛、胆绞痛齐名的另一痛——肾绞痛啊！再加上个血尿，你是不是会被搞得怀疑人生——到底咋的了？在这里，告诉你个喜讯：结石正从肾脏往外掉哪！但在这个过程中，会刺激、划伤肾与膀胱的连接管道——输尿管，引起这种刻苦铭心的痛。而且这个肾绞痛专门欺负青壮年，20～50岁年龄还很常见！

超声可以很清楚明确结石的大小和个数，掉到哪里，还有多少艰辛"路程"需要你承受！

82

突然"蛋痛"，事大？事小？
阴囊超声告诉你答案

男性朋友突然出现"蛋痛"这事可小，但也可大！医学上引发慢性阴囊疼痛的常见疾病精索静脉曲张事真不大，但导致急性阴囊疼痛的睾丸扭转、附睾睾丸炎、睾丸附件扭转、睾丸

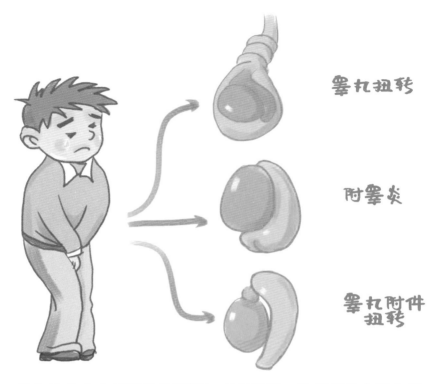

睾丸扭转

附睾炎

睾丸附件扭转

外伤这些疾病都不是善茬啊！病名不同，治疗相差十万八千里：从吃点止痛片到睾丸切除，跨度之大超乎你的想象！所以需要快速明确诊断。

超声检查可是阴囊诊断首选手段！同志们，赶快来个阴囊超声。

青少年，睾丸横直、实质内没血流，那是睾丸扭转啦！赶紧争分多秒吧！6小时以内复位睾丸还能救，6小时以上的对不起睾丸就保不住了。

青壮年，睾丸、附睾体积增大、血供丰富，这是典型炎症改变，多是细菌通过尿道、输精管侵入附睾、睾丸了，吃抗生素就可以了。

少年，睾丸、附睾之间出现一没有血供肿块，这是扭转的睾丸附件！大家看清楚啊，这和睾丸扭转绝对不一样，睾丸附件就相当于睾丸、附睾的"阑尾"，本来就是个没用的东西，扭转就扭转了，只要不是太痛，消消炎、治治疼痛就差不多了，不用太紧张的！

83

孩儿睾丸摸不着
别拖着了，赶快来做个超声

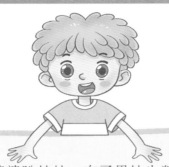

公公婆婆盼娃娃，有了男娃也犯难！这倒不是男娃难养活，部分小宝宝摸不着"蛋蛋"，遇见这事怎么办！

专家给你讲讲课：医学上叫隐睾，又称睾丸下降不全。胚胎期睾丸原本长在肚子里，随着孕期增长，睾丸才开始历经大腿根到达阴囊内的漫长迁移之路。注意，睾丸如停留在迁移路途中而没有到达阴囊就麻烦了，大腿根部的通道——腹股沟管可不是那么好过去的！

"蛋蛋"发育的适宜温度是35摄氏度，多皱褶的阴囊壁可使处在阴囊内的睾丸始终处于适宜环境中；而没下来的的睾丸由于其所处的高温环境，损伤睾丸发育及生精功能，可出现男性不育，且发生睾丸肿瘤概率明显增高！所以，睾丸位置过高，手术就在所难免！

但隐睾的定位很困难，手术盲目探查创伤大。超声安全可靠，可重复，对幼儿可定期检查，是隐睾症首选影像学检查方法，在监测隐睾的大小、位置变化，对临床应用激素治疗、疗效追踪观察及手术选择上都有很大的指导作用。

84

阴茎勃起时弯曲
超声看看是否是阴茎硬结

结了婚烦心事也不少啊！部分先生有些不在意，等娶了媳妇才发现，阴茎勃起时弯曲很严重，还伴有疼痛感，这就麻烦了！

先别急，在医学专家这里还真不少见这样的郁闷男生。这多是阴茎里长了斑块导致的，学名：阴茎硬结症。

阴茎硬结症是指阴茎海绵体白膜的纤维化病变，使阴茎背侧或外侧出现单个或数个斑块或硬结。这病多见于成年人，斑块延展性差，阴茎勃起时出现疼痛及弯曲畸形，导致性生活困难。但大家不要惊慌，这病可没恶变倾向！超声可探查：斑块有几个，有多大，是新生性还是陈旧性，一清二楚。病因不用追究太多，至今还没确定，可能与阴茎的慢性损伤、慢性炎症、维生素E缺乏、遗传多种因素有些关联。

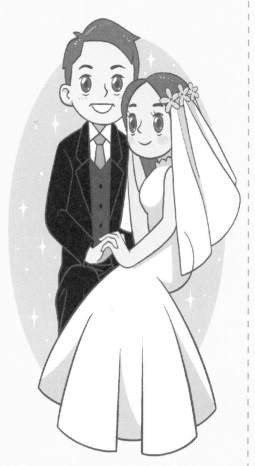

85

精液中带血
经直肠超声看看精囊腺

当你发现精液中带血的时候，是不是觉得很害怕？不要紧张，到正规医院做个经直肠超声检查大多就找到原因了。

（1）精液为啥会带血？

精液由精浆和精子构成。精子由睾丸生精细胞产生，精浆主要由精囊腺、前列腺等附属腺体分泌。当精囊腺、前列腺存在炎症等病变时，腺体黏膜血管充血、破裂，血液进入精液，导致血精出现。

（2）经直肠超声：血精病因的诊断优选影像学检查。

经直肠超声是将特制的经直肠探头放置于直肠，对直肠壁及周围器官进行检查的技术。男性经直肠超声检查时探头紧贴前列腺、精囊腺，可获得清晰图像，从而更好探查病变。血精大部分由精囊腺炎引起。经直肠超声可清楚探查精囊腺腺体有无增厚、腺管有无扩张、腺体内有无结石。

86

直肠镜检见息肉:可能看到的只是冰山一角
直肠超声帮你探查"海面"下情况

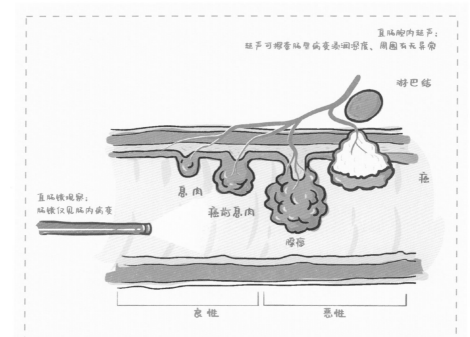

　　直肠镜能观察到直肠病变凸入直肠腔内部分,如"冰山一角",腔内超声则主要探查病变在直肠壁内浸润深度、周边组织有无受累等情况,即"海面下部分",腔内超声更利于对直肠病灶做出全面、正确的诊断!

　　直肠镜直观凸显直肠腔内的病变,如出血、肿瘤、息肉等,可详细探查病变形态、表面、有无出血等情况;但是不能观察病变的浸润深度、浸润层次及周边组织受累等情况。而直肠腔内超声可清晰显示肠壁层次及周围组织图像,有助于鉴别病变的来源、对肠壁的浸润深度、周围淋巴结是否受累、周围脏器是否受浸润、更为准确的术前分期等情况。

　　总之,直肠镜检查有问题的病友们,加做直肠超声很是必要!

87

急着要小孩儿的新婚夫妻
男方也需要做超声哦

　　新婚夫妻都想要一个健康的宝宝，但想要做到优生优育，男性生殖健康也非常重要，男性也需进行育前体检，男性生殖彩超检查非常、十分必要！

　　（1）男性育前超声检查需要注意哪些？

　　常规男科检查应该包括睾丸、附睾、精索静脉、输精管四大块。

　　（2）男性育前超声检查能发现哪些问题？

　　常见的有精索静脉曲张、隐睾、附睾炎、睾丸发育不良、输精管缺如或堵塞等。

　　总之，男性不育较为常见，到正规医院进行男性育前专科检查，排除先天、后天疾患十分必要，且男性生殖彩超必不可少！

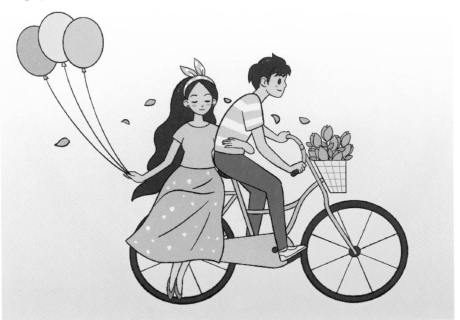

88

孩儿一哭就鼓"包"
年轻爸妈：疝气了解下！

孩儿一哭闹，大腿根、阴囊根儿就鼓大包！这可不是好现象！年轻爸妈，这有可能是疝！

（1）什么是疝？

孩儿哭泣时，年轻爸妈看到大腿根出现的包块或阴囊变肿变大！当宝宝平静时，包块可能会变小甚至消失，这就可能是疝。临床术语：疝是指腹壁强度下降或者腹内压力异常升高，腹腔内组织由于先天或者后天原因产生孔道，并朝着薄弱区域突出，在身体表面形成突出物。俗话：肚皮下有个窟窿没长好。

如疝没及时有效治疗，疝囊内肠管或大网膜可在长期受压下出现肿胀导致回纳困难，最终形成嵌顿疝，表现为剧烈腹痛、肠梗阻、囊内肠管缺血坏死，这就麻烦了，可能危及宝宝生命！

（2）超声检查：疝的首选影像检查。

超声，不仅可准确、快速探查疝的有无、大小，最重要的还能判断疝是否嵌顿，显示疝内容物有无血供，这可是决定手术之关键！

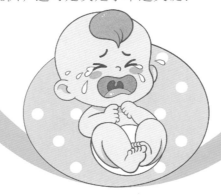

89

精索静脉曲张：多数男性的烦恼
超声告诉你它到底是个啥？

精索静脉曲张到底是个啥？多数男性疑惑、烦恼，不用纠结！通俗讲，就是从睾丸回流入心的血管迂曲、扩张，排查很简便，阴囊超声解你忧！

（1）医学上，精索静脉曲张，主要由于静脉回流受阻或瓣膜失效，致血液反流引起。青壮年男性常见，发病率5%～20%，多数患者无症状，仅出现阴囊无痛软团块，或因不育就诊时被查出。与男性不育密切相关，可引起阴囊坠痛、精液质量异常、睾酮下降、睾丸萎缩。

（2）阴囊超声：精索静脉曲张的首选影像学检查。阴囊超声在各精索静脉曲张诊疗指南中均为首选检查方式。超声检查不仅可以探查静脉的曲张程度，而且可以实时动态观察在增加腹压后静脉内反流程度、反流时间等情况。

90

肾上检出错构瘤！
不用吓自己，多数是良性！

部分腹部超声报告单上可见：肾实质实性稍高回声，考虑错构瘤——这就是肾肿瘤吗？

不要吓自己！虽然肾脏的实性包块多是癌，但这个却多数是良性的，但是可要确诊哦，小的病灶是有必要进行超声造影的，此时超声造影确实能帮你解除烦恼！

（1）什么是肾错构瘤？

肾错构瘤又称为"肾血管平滑肌脂肪瘤"，是肾脏最常见的良性肿瘤，20～50岁的女性较为好发，临床上很少遇到发生恶变的情况。绝大多数肾错构瘤的患者没有明显临床症状，多在体检的时候偶然发现，仅有少数患者因为错构瘤自发性出血或出现腰痛或血尿等症状来诊。

（2）超声造影：有助于鉴别体积较小的肾小错构瘤、小肾癌。

对于首次发现、体积较小的病灶，建议做超声造影，这项技术可显著提高诊断敏感度、特异度。如提示错构瘤，就仅需定期进行腹部超声检查，监测肿瘤大小的变化和具体成分的改变就可以了。一般说来，对于直径4厘米以下的无症状患者，错构瘤自发性破裂的风险不大；如果瘤体直径大于4厘米，且复查发现肿瘤增大较快，怀疑存在恶变可能时，建议尽早手术治疗。

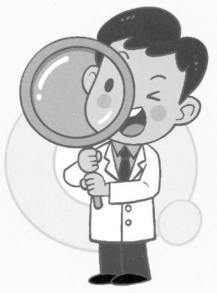

91

经直肠超声了解下
小小不舒服换来精准诊疗

经直肠超声是一种将探头经肛门直接放入肠道内，对盆腔内各器官进行探查的一种超声检查方式。

不少人在看到这种"杆状"探头的时候，都会暗暗心惊，医生真的要把这个东西"插"入肛门吗？这会造成多大困扰、不适呢？

不用太紧张！其实，这项检查并不像大家想象中那么"可怕"。一般来说，探头直径仅有2～3厘米，在检查中在表面套有一次性乳胶套，并涂抹耦合剂加以润滑，且超声医师动作轻柔，一般疼痛感轻微，仅能体验到饱胀感，受检者只需放松心情、避免憋气、适度屈膝即可，不必过度担心！

那么，为什么有时非要做这项检查呢？

经直肠超声是直接在直肠腔内对盆腔内各器官进行探查，探头离盆腔内各器官的距离极为贴近，能避开肠道气体干扰，更为清晰地显示直肠、前列腺及妇科各种病变，从而更加准确做出诊断，帮助受检者更加准确的了解自身疾病。

92

受前列腺问题困扰的男同胞们
经直肠彩超对你帮助还是很大的

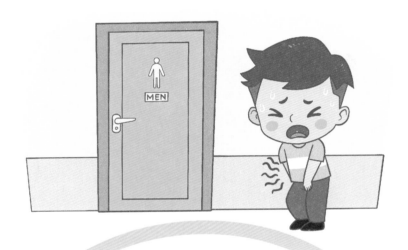

不少男士在步入中年之后，都会有这些困扰：排尿不畅，尿频尿急，下腹不适甚至是性功能障碍，这其中的"罪魁祸首"多是前列腺疾病。

不仅是您，医生也迫切需要了解这其中的病因，因此常借助于超声检查。

而经直肠超声，因探头几乎直接贴近前列腺，相当于在前列腺表面放置了一个"放大镜"一般，可以直观且清晰的看到前列腺内回声和血流情况，不放过任何一点"蛛丝马迹"，所以可以比常规经腹部检查更清晰、明确的看到前列腺内及其周围的病变，必要时甚至可以辅助可疑部位穿刺活检进行病理学检查。目前经直肠超声检查已经成为男科检查必不可少的诊疗项目。

93

直肠肿物术前超声分期效果好
详尽了解"敌人"才能轻松应对

做直肠镜检查发现里面长个肿块！这个严重吗？专家告诉你：直肠镜检有肿块，直肠超声也是一定要查的——详尽了解"敌人"才能轻松应对！

直肠肿物泛指直肠黏膜和黏膜下病变及直肠邻近脏器病变压迫所引起的形态学隆起；病理相差很大。常见的直肠肿物包括直肠息肉、直肠癌、直肠类癌、黏膜下脓肿及内膜异位症等。各种肿物之间的治疗方式不尽相同，因此术前对肿物进行分期，尤其是对于恶性病变进行分期十分有必要。

直肠腔内超声影像诊断技术对直肠疾病的诊断提供一简便易行的影像学视角，特别是对直肠肿瘤疾病的诊断具有准确、无创、操作简便、快捷等优点：不仅能观察病变的大小及范围，而且对肠壁的浸润深度、周围淋巴结是否受累、周围脏器是否受浸润等方面有更好的观察。

94

阴茎不勃起
需用超声检查一下阴茎血供

遇到阴茎不勃起，怎么办？来医院超声检查下阴茎血供吧。

（1）阴茎不能勃起是怎么回事？

正常情况下，男性受到刺激时，阴茎动脉扩张，动脉血流增多，静脉受压迫血液回流受阻，从而阴茎勃起。阴茎不能勃起俗称"阳痿"，有心理性、病理性之分。病理性主要有动脉供血不足、静脉回流过快这些主因。

（2）阴茎血供彩超怎么检查呢？

通过药物诱导阴茎勃起，通过超声检查检测海绵体动脉、静脉血流情况来进行病因鉴别。

总之，阴茎勃不起来时不要紧张，可至医院进行阴茎血管超声检查来查明原因，精准治疗，从而恢复雄风！

95

准备睾丸显微取精的男士，提高成功率的秘诀
术前来个睾丸超声弹性检查

> 一些非梗阻性的无精子症患者经过规范的内分泌治疗以后，精液里面仍然没有精子，急死人了！

别着急！
还是有办法的。

为了获取无精症病友睾丸内精子，就需要辅助生殖，显微取精：切开睾丸在显微镜下寻找精子。对于无精子症，显微取精是找到精子的最后希望。但一些非梗阻性无精子症病友如克氏综合征，睾丸体积可能仅是正常人的1/10，如盲目切开睾丸无目的的寻找不但会损伤本就脆弱的睾丸，而且捕获精子的成功率也极低。通过大样本的病例分析，非梗阻无精症睾丸的曲细精管存在纤维化及玻璃样变，致睾丸密度及硬度发生改变。超声弹性成像可以通过测量不同靶点的弹性值来评估睾丸各区密度及硬度的差异，进而反应不同区域睾丸组织的损伤程度，最终指导显微取精靶点的选择。对于弹性值和正常睾丸组织接近的部位进行显微取精就能提高显微取精的成功率！

你看，做个睾丸超声弹性检查有多重要！

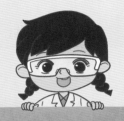

七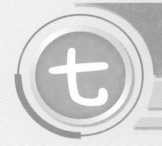

血管篇

张　艳　王玲云
陈　洋

96

"真是老了！吃个饭，筷子都夹不住菜，最近出现过三次，难道真是老了？还没到七十岁呢！"

　　这种情况很可能为短暂性脑缺血发作(TIA)，简称"小卒中"。如果反复发作就会发展成脑梗死，也就是我们常说的"半身不遂"，可以做个颈动脉超声排查一下有没有颈部动脉病变，包括颈动脉、椎动脉及锁骨下动脉是否有病变，例如是否有斑块的形成，斑块是否易脱落及有无动脉狭窄等，这些病变都可能导致脑梗死的发作。超声检查可以及时发现病变，及时治疗，避免更严重后果的发生。

做个颈动脉超声，看看供应大脑的动脉是不是出问题了

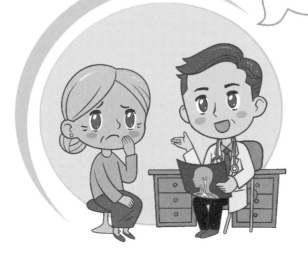

97

"昨天单位体检，做了个颈动脉超声，大夫说我动脉硬化，血管里有斑块。啥是斑块？超声能不能分出是软斑还是硬斑呢？"

动脉粥样硬化是一种慢性、炎症、纤维增生性系统疾病，主要发生在大、中型动脉，病理变化主要是动脉内膜类脂质的沉积，进一步发展形成斑块，患者常伴有高血压、高血脂、糖尿病等。常规超声显像反映的是斑块的位置、大小、形态及内部回声以及斑块所导致狭窄闭塞等后果，通过内部回声可以在一定程度上反映斑块的软硬等物理性质，但是不能明确区分出硬斑和软斑。

98

颈动脉斑块会不会像茶壶里的水锈一样会脱落呢？什么样的斑块需要治疗呢？

超声可以明确显示颈动脉斑块，而斑块是否会脱落取决于斑块的稳定性。不稳定性斑块可能会出现斑块内出血、破裂，表面血栓形成，血栓及斑块内成分脱落会随血流阻塞远段血管，导致急性心脑血管疾病事件的发生。

超声可以通过对斑块的大小、形态、内部回声及其内新生血管的评价来提示其稳定性。对于明确的不稳定性斑块，应该及时就医。

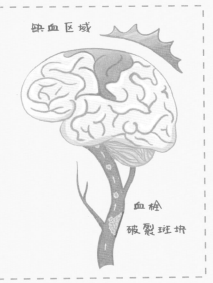

缺血区域

血栓

破裂斑块

99

"这段时间左胳膊犯困，脉搏也摸不到，时不时还头晕？这是怎么回事呢？"

有可能是锁骨下动脉窃血综合征

所谓锁骨下动脉窃血综合征，是各种原因导致的锁骨下动脉近端或无名动脉阻塞，引起同侧椎动脉血液逆流向锁骨下动脉远端，从而导致椎基底动脉供血不足所产生的一系列症状，也就是说由于供应胳膊的血管近端出现病变，远端的血供需要盗用颅内的血液，结果导致大脑供血不足，出现头晕、恶心、跌倒发作等。其常见的病因多为动脉粥样硬化、大动脉炎、血栓性栓塞、动脉畸形及受压等。颈动脉超声不仅可以明确显示相应动脉是否有病变，而且还可以对病因做出提示。

100

"体检尿常规发现潜血（＋），大夫说我太瘦了，有可能是'胡桃夹'征，什么是胡桃夹征？需要治疗吗？"

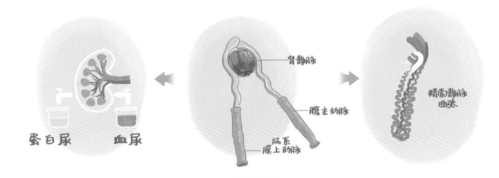

蛋白尿　　血尿

肾静脉

腹主动脉

肠系膜上动脉

精索静脉曲张

腹主动脉与肠系膜上动脉的解剖位置关系就像一把"胡桃夹子"，左肾静脉在这把夹子的夹角内穿行，如果夹子夹角过小，就会导致局部肾静脉受压狭窄，肾静脉压升高，夹角远段及其属支扩张，这一现象称为胡桃夹现象。瘦长体型的人通常夹角较小，所以更为常见。临床会出现血尿、蛋白尿等，男性患者还会出现左侧精索静脉曲张，出现同侧睾丸坠胀等其他症状。只有排除了其他所有造成血尿、蛋白尿等的肾源性疾病后才可以确诊。部分人可以无症状或随着年龄和体重增加症状缓解，可以观察无须治疗；部分患者症状持续存在或加重，需积极治疗。

101

你被血管瘤吓到了吗？
体检出血管瘤莫心慌，此瘤非彼瘤。

一个瘤，三个慌，很多人一看到"瘤"字就提心吊胆，其实了解后并没有那么可怕。血管瘤虽属于肿瘤一家，但它是良性的，生长缓慢、对身体影响较小，不向身体其他的地方转移，跟恶性肿瘤有着非常大的区别。根据血管瘤的大小、位置、与周围组织关系等情况，可以采取定期观察、药物治疗、激光治疗、手术治疗等方法。超声检查可以实现对血管瘤的位置、数量、大小、是否压迫周围组织及变化程度等情况的观察，为临床提供参考。

102

已经做过支架手术了，
为什么还要定期复查血管超声呢？

看这里！看这里！！
看这里！！！

动脉支架置入可以为病变血管架起长堤，是治疗血管疾病的常见办法，但千里之堤毁于蚁穴，若是不注意术后的"监控"，血管再狭窄等术后问题就可能悄悄地找上门了。术后定期复查血管超声可以及时发现血栓形成、血管再狭窄、闭塞等异常，有时还能够显示置入的支架，及时发现支架移位等问题，使得相应病变早期发现、早期治疗，避免出现严重后果。

103

走路无力、腿痛、腿凉，烈日炎炎，不及秋裤保暖？

伴有糖尿病、高脂血症、高血压的病人，如果出现走路无力，即行走一段路程后下肢肌肉酸痛，需休息片刻方可缓解，就要怀疑是否发生下肢动脉硬化，随着病情进展，肢体会出现发凉、苍白，部分患者甚至在炎炎夏日依然秋裤不能离身。超声检查可以早期发现下肢动脉硬化的发生、发展情况，诊断有无动脉斑块形成，有无血管狭窄、闭塞，还能与脉管炎等其他病因进行鉴别，为临床治疗提供指导。

和你聊聊
下肢动脉硬化
那些事

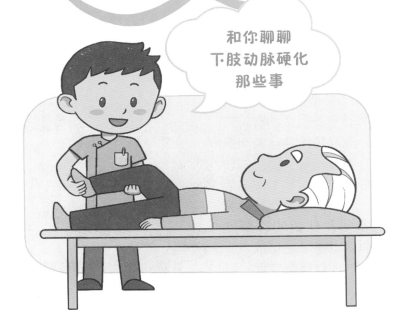

104

一生气就脸红"脖子粗"？
可能是颈内静脉扩张惹的祸

　　有些人在情绪激动、大声讲话、屏气时会出现脖子包块的情况，平卧或加压时包块消失，一般右侧常见，这可能是颈内静脉扩张。

　　可见于各个年龄段的患者，目前病因尚不清楚。

　　超声检查能够准确诊断颈内静脉扩张，排除其他颈部占位病变，如果是单纯的扩张，管径不是特别粗，一般没有什么严重的危害，无须过度关注和处理，保守观察即可。

105

坐久了怎么腿红肿了呢？
小心下肢静脉血栓

　　久坐、长途乘车或者术后卧床的人群，如果突然出现下肢肿胀、发红，一定要警惕下肢静脉血栓的发生。形形色色的下肢静脉血栓患者，诱因可谓五花八门，有绣十字绣太过专注的、看小说过于入迷的、打游戏过于沉醉的……总之静止姿态下要想避免悲剧记住一句话：动动手来动动脚，扭扭屁股扭扭腰。下肢静脉血栓不仅可以造成肢体肿胀等局部症状，如果血栓脱落，还可引起急性肺动脉栓塞而危及生命，而长期血栓可造成慢性静脉瓣功能不全等问题，对患肢影响较大，可致残或影响工作生活能力。超声是检查下肢静脉的最常用和便捷的诊断方法，如果出现上述症状，一定要及时进行超声检查，排除下肢静脉血栓的发生。

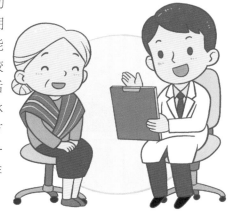

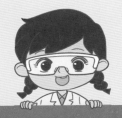

儿 科 篇

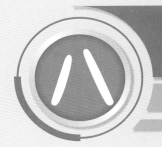

贺　晓
杨灵霄

106 孩儿做超声哭着做不好，睡着做就好？快来看看超声专家咋说的！

孩儿做个超声，见到白大褂就哭闹不停，爸爸妈妈是不是愁容满面、不知所措？

的确！哭闹会影响超声图像质量及血流信号，最好是在平静状态下进行。孩子哭闹时我们可以采取吃奶、玩玩具、看动画片等方法使其保持安静，实在不行就在其自然熟睡或使用镇静剂睡眠时完成超声检查。

但可并不都是在安静时超声检查就好！安静、哭闹是要根据具体检查而定的哦：

（1）看心脏时候最好睡着了做，看得清楚。

（2）颅脑、腹部或四肢的超声检查要求相对低些，哭闹不是很剧烈也是可以完成的。

（3）检查有无疝气的孩子往往需要让他哭闹以使疝包再现才能确诊！

107 谁对你说一用镇静催眠药宝宝就变傻了？真的没那么可怕！

宝宝超声检查时哇哇大哭，手舞足蹈，不能配合检查怎么办？

镇静催眠药能帮宝宝安静下来！

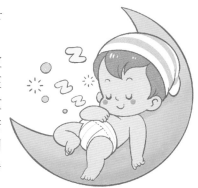

不要担心镇静药物会影响宝贝的智力和神经发育，要相信医生，他们会根据宝宝的千克体重计算药物用量，把剂量控制在安全范围内。听医生的话，合理用药，让宝宝睡个好觉，安安静静地完成检查。

总之，医生开的镇静催眠药剂量对宝宝有效且安全！

108 宝宝皮肤渐长的红包可不都是"美人记"！超声帮你准确监测！

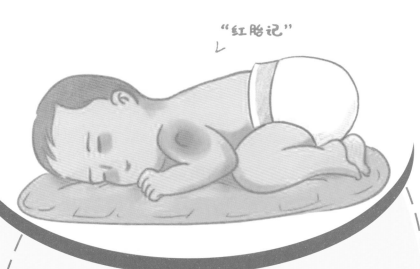

"红胎记"

　　有些宝宝身上长着红色的小包，如果长在脸上，就不那么美观，家长心里愁啊！咱老百姓常称为"红胎记"或者"天使之吻"，多是婴幼儿最常见的良性肿瘤——体表血管瘤！婴幼儿发病率4%～5%，这可不是个小众人群哦！早产宝宝较常见，且女宝宝是男娃的3～5倍。

　　专家友情提示：有的红包还可能会出血、感染，严重的可能会影响宝宝的肢体行动，所以年轻爸妈不能掉以轻心哦！快来看看医生，超声能帮你准确监测它的大小、深度、有无并发症，不痛、快速、安全，效果还棒棒的！总之，早发现早治疗，让宝宝美一辈子。

109

宝宝腹痛，遇到这事咋办？
做个超声查原因！

相信每个爸妈都有自家宝宝闹腹痛的经历，宝宝为什么肚子痛呢？原因很多，常见的有积食、便秘、受凉或轻微的肠道炎症，这些情况通常疼痛的程度比较轻，多数可自行缓解。如果疼痛持续加重，就快来看医生吧。

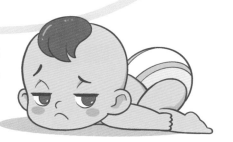

由于宝宝肚皮薄，超声能够清晰的显示宝宝肠道和腹腔脏器的情况，因此医生一般都优先选择超声检查了解病情。

如果宝宝肚子痛的同时伴有发热应首先考虑阑尾炎、肠系膜淋巴结炎；大便带血不能除外肠套叠、腹型紫癜；伴有呕吐时要考虑肠系膜上动脉压迫综合征、肠梗阻、胰腺炎；伴有腹泻则肠炎可能性比较大；伴有血尿首先考虑泌尿系结石、炎症；伴有黄疸不能除外胆总管囊肿、胆道蛔虫病等。这些疾病都可以在超声检查的帮助下明确诊断，协助医生快速解除宝宝痛苦，让娃娃保持健康快乐。

110 这么神奇，宝宝脑组织也能做超声检查？超声专家：优势还很明显

在大家的印象里，大脑被颅骨包围保护着，只能做CT或磁共振检查。悄悄告诉你，超声也可以检查宝宝的颅内情况，而且效果还很不错！

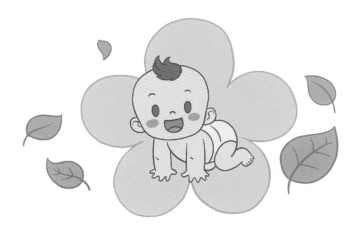

和成人不一样，宝宝头顶部有一块颅骨没有闭合的区域，医学术语称为"前囟门"。对于1岁或1岁半以内前囟门没有闭合的婴幼儿，超声可以透过这一柔软区域清晰地显示颅骨内脑组织情况。并且，颅脑超声检查便捷，尤其适用于暖箱内不能移动的宝宝，在颅内出血、脑水肿、白质损伤、脑发育异常、脑积水等疾病的诊断和治疗中发挥着至关重要的作用！

专家提示：如果孕期发现胎儿颅脑异常或分娩过程中、分娩后宝宝有缺血、缺氧的情况，一定要为宝宝做颅脑超声检查！

111 孩子超声检查说看到肠系膜淋巴结了? 事儿大吗? 专家: 不一定有问题

宝宝腹痛时大夫经常会让做肠系膜淋巴结超声检查, 那么, 看到肠系膜淋巴结就一定不正常吗? 当然不是!

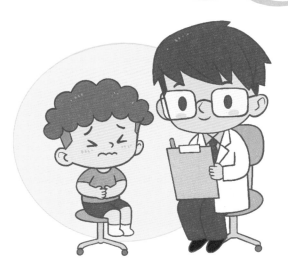

　　肠系膜淋巴结是人体正常的免疫器官之一, 存在于肠腔, 尤其是回肠末段及回盲部周围。因此, 正常情况下腹部超声检查是可以见到肠系膜淋巴结的。但淋巴结有正常和异常之分。正常淋巴结是扁扁的椭圆形的, 儿童一般直径小于15毫米。如果淋巴结明显增大、血流丰富, 或者长得圆圆的就属于异常了, 多是肠系膜淋巴结炎, 结核或肿瘤相关病因也会有此情况, 需将超声结果与临床资料结合, 以明确诊断。

112 宝宝这么小，做超声检查不会影响发育、智力吧？

宝宝太小，做超声检查会不会影响发育、智力？大声告诉你：完全没必要担心！超声波本质是机械波，没有电离辐射危害，并且诊断用超声功率极小，因此，超声检查对于宝宝来说很安全。别忘了，宝宝在妈妈肚子里的时候就已经定期做超声检查。宝宝部分脏器没有发育成熟或者厚度明显小于成人，因此，超声波能穿透的更深，应用范围大大超出成人，如颅脑、肺脏、髋关节、食管、肠道等。

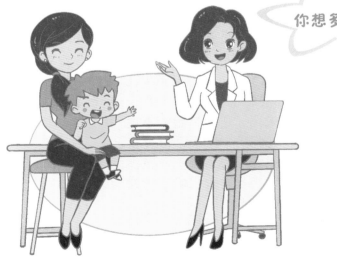

你想多了

113

宝宝在孕期超声检查时都没事，为啥出生就有些先天心脏病了？

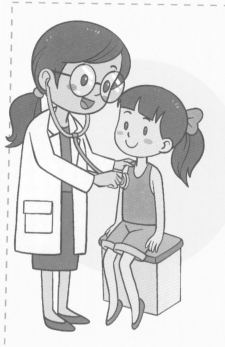

有的宝爸宝妈很郁闷，自家宝宝在肚子里的时候做检查都好好的，为什么生下来就有先天性心脏病了？是不是医院看错了？真不是你想的那样！

宝宝在妈妈肚子里时不用自己呼吸，卵圆孔、动脉导管属于正常生理性通道，因此胎儿超声报告上是不提示

的。出生后随着宝宝自主呼吸、肺部充气膨胀等一系列变化，卵圆孔、动脉导管这些通道就需要逐渐关闭了，正常情况下动脉导管应在48小时内闭合，卵圆孔则在1岁以内，所以新生儿特别是早产儿可以检查出卵圆孔未闭、动脉导管未闭，但如果超过上述时间宝宝的卵圆孔、动脉导管还未闭，那爸爸妈妈要引起重视了，就需要向心外科专家进行咨询，听医生建议：定期复查或及时手术。

看完你就明白了

114

爸爸妈妈快看这里：
宝宝也是需要定期做体检的！

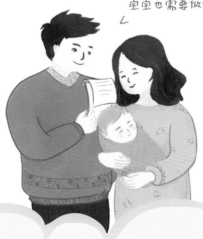

宝宝也需要做体检哦！

随着生活水平的提高，大家都意识到定期体检的重要性，带着父母、牵着爱人去医院做彩超，但不要忘了家里的小宝宝啊！儿童也有许多疾病需要靠超声体检早期发现的，譬如近年发病率逐渐升高的恶性肿瘤，在致儿童死亡原因中，排名第二！

小儿肿瘤的发病年龄有两个高峰，第一个发病高峰为3岁前，肿瘤类型多为胚胎性肿瘤，如肾母细胞瘤、神经母细胞瘤、恶性生殖细胞肿瘤等。另一发病高峰为青春期前，多为肝癌、甲状腺癌等。

另外，还有肾积水、子宫发育异常等泌尿生殖系统畸形，等家长发现大包块或生长异常再来就诊时，已大大增加诊疗难度、降低预后效果！

因此儿童也是需要定期做体检的，关爱孩子，从小做起！

115

宝宝频繁吐奶，绝不是竖着抱抱就完事儿了 还需超声排除疾病

宝宝吐奶非常常见，尤其是哭闹、平卧时。相信大多宝爸宝妈都经历过。有的家长觉得抱抱就完事了，您可千万别大意，做个超声会更放心些！

宝宝吐奶多是生理性的，小婴儿尤其是新生儿胃肠功能不成熟，让他趴在大人肩膀上拍一拍后背，排出胃内气体，就能减轻吐奶症状。

但有些宝宝吐奶频繁、严重，就需要排除病理性吐奶了！最常见的病因是肥厚性幽门梗阻，其他的还有膈疝、贲门失弛症、幽门前瓣膜、肠狭窄或闭锁、肠旋转不良、先天性巨结肠等。

所以，吐奶这事儿，真不是那么简单的，如宝宝频繁吐奶，就需要进行超声检查排除病理性，年轻爸妈可不能不当回事。

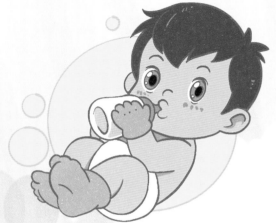

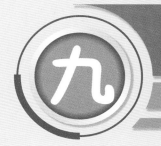 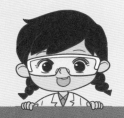

九 肌骨篇

周元媛

曾庆虎

116 以前只知道超声能检查心脏、肝胆胰脾、胎儿什么的，肌肉关节也能做超声检查吗？

什么是肌骨超声，
"中不中"？

传统观念中大家都认为肌骨疾病的检查要依赖X射线和磁共振，超声可都没听说过。肌骨超声虽然听起来没什么"高大上"的感觉，但是确实是近年来新兴的超声检查技术，通过应用高频超声能够清晰地显示肌肉、肌腱、韧带以及周围神经等浅表软组织结构层次及其形态改变，如炎症、肿瘤、损伤、畸形等引起的结构异常，再结合相关病史及临床症状，大部分病例可得到准确的超声诊断，尤其在类风湿关节炎、痛风关节炎等方面，肌骨超声还是很"中"的。

117 肌骨超声都和哪些临床科室有关系？能解决什么问题？

肌骨超声涉及的临床专业科室还是很多的！

肌骨超声能帮助大夫们解决很多问题，例如伴随着体育运动兴起的运动医学领域，包括肌肉及肌腱的损伤性病变；骨科关节病学方面的关节损伤、关节退行性变、关节炎症、关节积液等；风湿病学领域的滑膜炎、滑膜增生等；其他如整形美容科常见的软组织肿物、神经内科及外科的外周神经病变及卡压综合征等、还有疼痛科及介入科在超声引导下的介入治疗与神经阻滞等，应用还是非常广泛的。

118 做了肌骨超声检查，就可以不做其他影像学检查了吗？

每种影像学检查都有各自的优缺点及适用范围，不是说谁就一定能代替谁，在疾病诊断中是互相补充的。例如X射线和CT检查可以很好地观察骨质疏松、关节腔变窄及关节畸形，但对软组织病变敏感性不高；磁共振对软组织病变的敏感性高，分辨率高，但是费用略昂贵，耗时长，儿童往往需要麻醉才能配合，难以作为常规普通检查方法；肌骨超声对肌肉、肌腱、滑膜等软组织病变如滑膜炎和骨皮质的骨质侵蚀的敏感性、特异性较高，但对骨骼内部病变敏感性及特异性较其他几种影像学检查低。

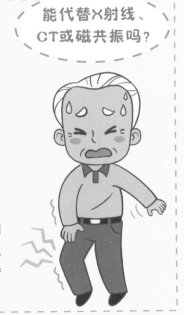

能代替X射线、CT或磁共振吗？

119 孩子体检大夫说臀纹不对称，怀疑髋关节发育不良（DDH），为啥要做超声检查?

宝宝有臀纹或腿纹不对称的情况，将有10%左右的概率患有髋关节发育不良（DDH），长大后会影响宝宝走路。如果爸爸妈妈们发现宝宝有臀纹或腿纹不对称的情况，一定要带宝宝去专科医院做进一步检查，以尽早明确诊断，让宝宝能够健康地发育。

DDH是较常见的婴幼儿先天性畸形，臀纹不对称往往是患儿最早发现的皮肤特征，主要是由于股骨头在关节囊内丧失其与髋臼的正常关系，在出生前及出生后不能正常发育。而且该病有"重女轻男"的特点，因为发病率女宝明显多于男宝，有女宝宝的家长更要注意了。6个月内的婴幼儿髋关节大部分由软骨成分构成，股骨头尚未骨化，X射线很难显示髋关节结构形态，并且有放射性损害，而超声检查因为无放射性，操作方便，可重复性好等优点，成为早期诊断DDH的首选影像学方法。

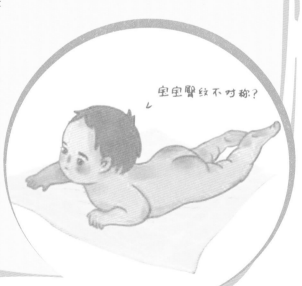

宝宝臀纹不对称?

120 超声筛查发育性髋关节发育不良为什么有时间限制?

如果怀疑宝宝有DDH，家长们务必把握好检查时间！

一般应在宝宝出生后4周至6个月内接受超声检查，6个月以内的婴幼儿髋关节超声检查结果最为可靠。6个月以后，当幼儿股骨头骨化中心出现后，尤其是骨化中心声影明显遮挡后方结构时，超声检查的可靠性低于X射线。但是由于婴儿出生后存在生理性松弛，超声筛查DDH不宜应用于3～4周以下的婴幼儿，DDH的超声筛查黄金时段是生后4周至6个月，所以家长们要把握好时间定期带孩子们去体检。

121 婴幼儿"歪脖子"，超声检查是神器!

"歪脖子"是斜颈这一疾病的俗称，分类五花八门，可分为肌性斜颈、骨性斜颈、神经性斜颈、炎症性斜颈、外伤性斜颈、特发性斜颈等。

斜颈中绝大部分为肌性斜颈，由于一侧胸锁乳突肌纤维性挛缩，导致短缩，颈部向一侧偏斜，发病率在婴幼儿中占1%，女孩多于男孩，同时伴有面部发育受影响，小于对侧，如果不及时治疗，随着小儿年龄的增长，这种面部不对称情况将日益严重，终至不可挽回。

因为胸锁乳突肌位置表浅，胸锁乳突肌全程超声均可清晰显示，且高频超声对浅表结构分辨率高，可以看到肌肉的一些细节变化，因此超声诊断肌性斜颈具有明显优势。超声诊断早期肌性斜颈特异性高，超声图像结合患儿姿势可快速做出诊断，患儿无须催眠，可作为首选检查方法。

小儿肌性斜颈一般与孕产过程有关，那些孕期胎位不正、羊水少、出现难产及产伤的妈妈，产后一定要注意观察孩子颈部，看看有无肿块及条索样肿物，及早发现病变。"歪脖子"病越早诊断治疗效果越好，最佳治疗时间是出生后2个月到1岁之间，所以超声检查时间最好在8个月之内。在现在这个讲"颜

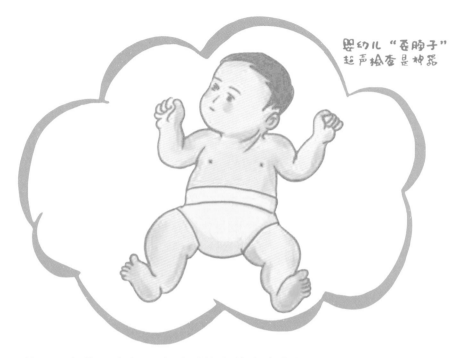

婴幼儿"歪脖子"
超声检查是神器

值"的年代，人们要先看到外在美才会有想去发现内在美的愿望，所以家长们一旦发现孩子的脖子长时间偏向一侧，或者摸到孩子脖子上有肿块或条索样肿物时，不要光想到睡偏了，要尽早做个超声检查排除此病。

122 我连枪都没见过，大夫说我得了扳机指，扳机指是什么东东？超声能诊断扳机指吗？

扳机指又称"弹响指"，医学术语又称为"手指屈肌腱腱鞘炎"，腱鞘就像是一个"套袖"样结构，套在肌腱的外面，正常情况下当手指伸曲时，肌腱会在腱鞘内滑动，腱鞘起到保护肌腱的作用。如果过度使用手指，肌腱与腱鞘过多摩擦，时间久了，腱鞘就会发生水肿、粘连等，形成慢性炎症，造成腱鞘的肥厚、变窄，此时肌腱滑动时就会很困难，有时还可以被卡住，需要借助外力才能正常运动。当手指在弯曲及伸直的交替动作中，受到腱鞘束缚，肌腱勉强滑过环形狭窄的腱鞘环，就会产生扳枪机样的"咯嗒"声，由于患者手指的动作好像扣手枪扳机，所以又叫扳机指。

这种病以拇指、示指、中指多见，得此病最初只是感觉手指屈曲不灵活、发僵、轻微疼痛，日子久了疼痛加重，尤以早晨起床后最明显。这种病在很大程度上可以说是因为过度的不正确运动而导致的，"拇指一族"可要小心了，春节期间就有不少人因发短信息过多而患上了扳机指。肌骨超声可以通过显示并测量手指屈肌腱腱鞘的厚度、回声及有无血流等情况来诊断该病，可以说是诊断扳机指的有力武器。

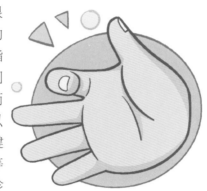

123 大夫说我得了腱鞘囊肿，为什么我的囊肿摸起来那么硬？

囊肿里面都是液体，摸起来应该软乎乎的，为什么我手背上的腱鞘囊肿，摸起来那么硬呢？腱鞘囊肿是发生于关节部腱鞘内的囊性肿物，是由于关节囊、韧带、腱鞘中的结缔组织退变所致的病症，囊内含有无色透明或橙色、淡黄色的浓稠黏液，囊壁为致密硬韧的纤维结缔组织，囊肿以单房性为多见，多数张力较大，肿块摸起来质地坚韧，较硬。

该病多发于腕背和足背部，患者多为青壮年，女性多见，起病缓慢，发病部位可见一圆形肿块，有轻微酸痛感，严重时会造成一定的活动功能障碍。临床医生常通过挤压使腱鞘囊肿破裂，逐渐自行吸收，但是治疗后可能复发。

肌骨超声不仅能诊断腱鞘囊肿，而且还有治疗作用，部分与关节腔相通的腱鞘囊肿不容易破裂，可采用超声介入方法穿刺抽出囊液，然后加压按揉，或将囊液抽出后注入肾上腺皮质激素或透明质酸酶，方法简单、疗效还不错哦。

124 半夜醒来手发麻，甩甩手就会减轻，大夫说是腕管综合征，超声能诊断腕管综合征吗？

腕管综合征是最常见的周围神经卡压性疾患，病理基础是正中神经在腕部的腕管内受卡压，发生的原因是腕管内压力增高。最常见的导致腕管内压力增高的原因，是特发性腕管内腱周滑膜增生和纤维化，其发生的机制尚不明了，有时也可见到其他一些少见病因，如屈肌肌腹过低，类风湿滑膜炎症，创伤或退行性变导致腕管内骨性结构异常卡压神经，腕管内软组织肿物如腱鞘囊肿等。有一些学者认为过度使用手指，尤其是重复性的活动，如长时间用鼠标或打字等，也可造成腕管综合征，但这种学术观点目前仍存在争议。腕管综合征还容易出现于孕期和哺乳期妇女，机制不明，一些观点认为与雌激素变化导致组织水肿有关，但许多患者在孕期结束后症状仍然未得到缓解。

腕管综合征的常用辅助检查有X射线、电生理检查及肌骨超声等，彼此互相补充，各有所长。X射线判断是否有骨性结构的压迫；电生理检查判断神经传导功能，都是比较敏感和可靠的指标；超声检查除了可以观察腕管内有无滑膜增生、腱鞘囊肿、是否存在解剖变异，如永存正中动脉等，并可通过测量正中神经的横截面积来诊断腕管综合征。

125 滑囊炎严重吗?
超声显神通：诊断加治疗

滑囊炎是指滑囊的急性或慢性炎症。至于滑囊是个什么东东，那可就复杂了，滑囊是指结缔组织中的囊状间隙，是由内皮细胞组成的封闭性囊状结构，内壁为滑膜，有少许滑液，少数与关节相通。滑囊存在于人体的很多部位，常见于关节附近的骨突与肌腱、肌肉、皮肤之间，可以说凡是摩擦力或压力较大的地方，它都可以存在。许多关节的病变都可以引起滑囊炎，例如类风湿可引起肩关节出现肩峰下滑囊炎，骨关节炎可引起膝关节腘窝囊肿，痛风常可合并肘关节部位的鹰嘴和膝关节部位的髌前滑囊炎等。

超声可以判定滑囊的位置，测量大小，观察内部回声、有无血流信号，并可以在超声引导下进行穿刺、抽液，给临床医生诊断疾病及治疗提供丰富的佐证。

126 超声检查发现关节滑膜炎，
就一定是类风湿关节炎吗?

不能这么简单的答是或不是!
哈，很复杂!

很多关节炎都可以出现关节滑膜增生、滑膜炎，必须结合临床症状及实验室检查才能确诊。出现关节滑膜增生的疾病有很多，常见的有以下几种。

（1）类风湿关节炎

类风湿关节炎号称"不死的癌症"，滑膜炎是类风湿关节炎起病时最先表现的问题，也是关节产生问题的基础，特征是手、足小关节的多关节、对称性、侵袭性关节炎症，经常伴有关节外器官受累、如肺部等，以及血清类风湿因子阳性，可以导致关节畸形及功能丧失。

（2）骨关节炎

骨关节炎是一种退行性病变，系由于增龄、肥胖、劳损、创伤、关节先天性异常、关节畸形等诸多因素引起的关节软骨退化损伤、关节边缘和软骨下骨反应性增生，同时它还有许多别名，比如骨关节病、退行性关节炎、老年性关节炎、肥大性关节炎等。临床表现为缓慢发展的关节疼痛、压痛、僵硬、关节肿胀、活动受限和关节畸形等。另外骨关节炎可以继发于许多其他疾病，比如类风湿关节炎、痛风、糖尿病等，在原来疾病的基础上又加上了骨关节炎，真是祸不单行啊。

（3）痛风性关节炎

痛风性关节炎通常是由嘌呤代谢异常引起的，患者吃太多高热量食物，如啤酒、动物内脏、火锅等，导致血液中尿酸浓度高，在这种情况下，尿酸盐沉积在关节囊、滑囊、软骨、骨质和其他组织中而引起病损及炎症反应。好发于40岁以上男性，多见于第一跖趾关节，俗称大脚趾头，也可发生于其他较大关节，尤其是踝部与足部关节。爱看韩剧的朋友们，啤酒加炸鸡可不是什么健康饮食，当心引起痛风哦。

（4）血友病

血友病是某些凝血因子缺乏的遗传性出血性疾病，以出血为主要表现，血友病性关节炎是血友病患者关节内因反复出血导致的关节退行性变，多见于膝、肘、踝、肩等关节，好发于8～10岁人群。

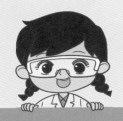

肺 部 篇

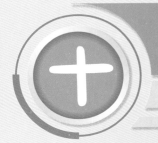

陈争光

秦俊昌

127 超声还能看肺脏？
是的！超声检查在肺部有好多用处呢！

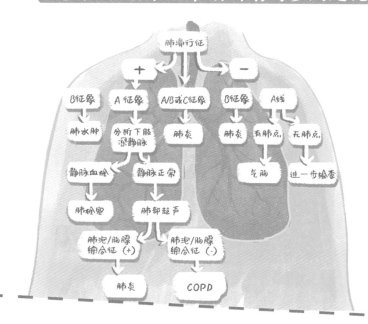

　　超声还能看肺脏吗？以往认为肺脏不是超声检查的禁区吗？是的，肺内充满气体使得肺与周围组织间出现全反射造成回声失落，无法直接对肺实质直接显像。但是，基于肺泡、肺间质含气量、含水量的改变所产生的超声伪像及影像，超声能快速、准确地诊断某些如胸腔积液、气胸、胸膜炎、肺炎和肺梗死等肺部疾病。且肺部超声近年来发展迅速，已经成为诊断异常胸膜和肺实质疾病的关键成像技术，在临床实践中能节约时间、拯救生命。

　　2020年爆发的新冠肺炎患者的诊治过程中，肺部超声也发挥着重要作用。肺部超声不但能迅速地对患者的肺水肿做出诊断和分型，而且可以评估疗效，随时观察患者肺部炎症的变化。

128 喘憋太重的病友
床旁肺部超声帮你快速找病因！

喘憋很严重，喘不过气来！先别慌，你自己是不能区分到底出了啥毛病的！肺部超声对你意义重大！

遇到这种需要对呼吸疾病病情快速分级、病因快速分类的病例，重症医学的医生们都清楚得很，已经不是一上来就推着你去照X射线、拍CT，而是在床边照照超声，此处请划重点！

129 急诊秘籍：床旁超声协议
蓝色协议

有必要普及点临床医学知识：引起急性呼吸困难的常见六大主因：肺水肿、慢阻肺、哮喘、肺栓塞、气胸和肺炎。通过急诊床旁肺部超声检查，获取7类不同的图像资料，根据图像类型联想"BLUE协议决策树"框架就完成病因诊断了！快速不？神奇不？在时间就是生命的急诊那里，床旁肺部超声做的贡献能称得上"及时雨"。诊断一经明确，呼吸困难对因治疗就会更快，最重要的是这个过程还没辐射、没创伤！

130 肺水肿轻重缓急轻松监测
X射线、CT不能天天做，超声能啊！

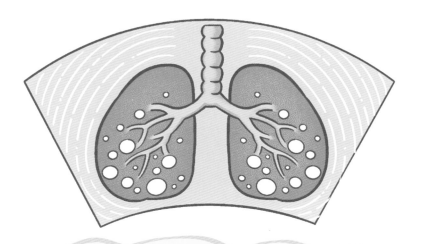

　　肺水肿，是组织液从肺的血管中渗出并聚集在肺泡、肺间质的病理状态，说的再简单些：肺组织内含水量太多。

　　肺的通气、换气功能都因为组织内水多而受损。肺水肿可以源于肺炎，也可以因肺外疾病，特别是心衰和肾病！

　　临床上肺水肿的病友面色苍白、发绀，呼吸很困难，行动肯定是不方便，且有时需要呼吸机或气管插管维持呼吸，因此迫切需要一种简便、快捷、无辐射的影像学方法来诊断、随访肺水肿。

　　超声检查可以在病友床旁十分方便的完成，在超声声像图上肺水肿轻重程度可简易区分，且无辐射，可反复运用床旁肺部超声来评估肺水肿的程度，随时评估临床措施是否有效！

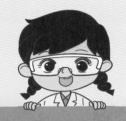

十一 介入篇

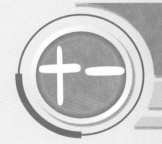

张瑞芳　董　刚
高维强　王肖辉
宋新浩　刘海艳

131 超声引导下穿刺活检是怎么一回事？

一针辨良恶，让诊断更精准。

一针在手辨良恶！

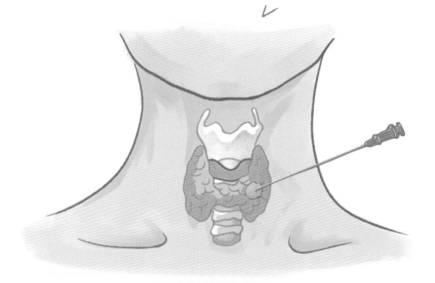

超声对于典型病灶的诊断是没有问题的，可以判断这个结节是"良民"还是"刁民"；但遇到不典型病灶，如果仍旧"以貌取人"，可能就存在一定的偏差。

这时候就需要借助穿刺活检来明确病灶的良恶性。超声引导下穿刺活检就是用一根很细的针通过皮肤扎到病灶内部，取部分细胞或组织出来，通过病理学来诊断结节的良恶性，这样就能在手术前根据病理结果来决定下一步的最佳治疗方案，甚至能避免不必要的手术。且超声引导穿刺活检取材"指哪打哪"，准度高、误伤周围血管器官概率很低，非常安全。

132 穿刺活检分为哪几种？
穿刺针越粗越好吗？

> 穿刺活检分为
> 细针穿刺和粗针穿刺

细针穿刺主要运用于甲状腺结节的诊断。甲状腺结节最常见的病理类型是结节性甲状腺肿及甲状腺乳头状癌，而这两种类型基本上都能通过抽吸少量的病灶组织细胞得到准确的病理诊断。另外对于一些位置危险、体积较小、原发肿瘤已经明确的病灶，穿刺目的仅仅是为了明确是否是转移病灶，也可以采用细针穿刺。

粗针穿刺活检主要用于诊断较大的病灶，取出较多组织，可明确病灶良恶性及恶性程度等问题，并指导病灶治疗方案的选择，如是放疗还是化疗，是先手术后放化疗还是先放化疗后手术等。穿刺针相对比较粗，有些许痛感，但不会太痛，操作过程中是要用麻药的！

133 专家告诉你甲状腺细针穿刺活检
是怎么一回事，何时必须、必要！

甲状腺超声检查越来越多，结果"几家欢喜几家愁"：良性结节不必说，可疑恶性的可就让人"彻夜难眠"了。甲状腺细针活检的目的就是辨良恶，为你解烦恼！

在超声引导下用一个比注射器针头还要细的针在病灶内取少量细胞进行诊断。对于可疑恶性结节，甲状腺细针穿刺活检很有必要，其结果决定治疗方式。

细针穿刺只是在脖子上扎一针，整个穿刺过程短暂，无须打麻药，大多数病人基本没感觉到疼痛就已经完成了穿刺。且穿刺针特别细，整个过程均在超声实时监测下进行，颈部重要结构均能清晰显示，风险极低。

134 超声引导穿刺活检是否会造成肿瘤的转移？
你想多了！

超声引导穿刺活检一般不会造成肿瘤转移！

穿刺活检发生针道种植转移的概率为0.000 000 1，这可是比"中大乐透"的概率还低！

少量癌细胞在穿刺的过程中被带到血液或组织中，因脱离了自己特定的生长环境，故不易存活，且人体免疫系统这个"大管家"会将它们及时吞噬、清理，使其无处可逃。

每年医院近万例的活检病人中，穿刺造成癌肿转移的情况很少发生，也验证了针道种植转移概率极低。

135 甲状腺炎可不可以应用消融治疗？
这真是个误区！

甲状腺炎一般不建议应用消融治疗！

为什么？甲状腺炎就相当于机体感冒，只需要消炎镇痛、对症处理就可以了。甲状腺炎包含有亚急性甲状腺炎、化脓性甲状腺炎及自身免疫性甲状腺炎。

亚急性甲状腺炎给予止痛对症治疗可以实现临床治愈。

化脓性甲状腺炎感染控制之后也会临床治愈。

自身免疫性甲状腺炎只需要动态观察甲状腺功能变化即可，出现甲减就给予甲状腺激素替代治疗。

因此甲状腺炎做消融手术没必要，也没意义！

136 查出脏器囊肿该怎么办？
遇到这事不用慌！

一般来说脏器囊肿无须治疗；但是，如果肝肾囊肿超过5厘米以上，囊肿压迫周围组织器官引起相应症状，突出脏器表面、皮肤影响美观的这些囊肿，我们就要给予治疗了。

囊肿常用的治疗方法有外科开腹手术、腹腔镜手术和超声引导下经皮穿刺囊肿硬化治疗等方法。由于超声引导下经皮穿刺囊肿硬化治疗具有效果好、创伤小、恢复快、费用低等优点，逐渐成为身体各脏器囊肿治疗的首选方法之一。

需注意：胰腺、卵巢等一些特殊部位的囊肿，具有恶变的倾向，需首先排除恶变或恶性肿瘤的可能性，才能进行硬化治疗。

137 超声引导下经皮囊肿硬化治疗后，
囊肿还会复发吗？

大多数囊肿经超声引导下经皮硬化治疗后是不容易复发的！

无水酒精硬化治疗是将囊肿中的囊液抽净后，反复注入无水酒精进行冲洗，使其与囊壁充分接触，冲洗直至抽出来无色透明的液体。高浓度的无水酒精可使囊肿的内壁破坏，就像"开水冲鸡蛋"一样，发生蛋白变性反应，使囊肿内壁无法再分泌囊液，然后囊腔粘连闭合，从而达到治疗囊肿的效果。因此复发概率很小，即使复发也可再次硬化治疗。

138 巧克力囊肿可以做
超声引导下经皮硬化治疗吗？

巧克力囊肿可以应用超声引导下经皮硬化治疗，优势还很明显。

首先，巧克力囊肿硬化治疗也属于囊肿硬化治疗，为微创治疗。治疗过程中仅需要扎一个小小的针眼，整个治疗过程是在超声监视下进行，超声就像人的眼睛一样，可以避免损伤血管等重要结构，所以它是很安全的。

再次，囊肿硬化治疗比较彻底。与一般囊肿硬化治疗不同的是，巧克力囊肿在抽出血性囊液后，需要用生理盐水反复冲洗囊腔，直至把囊壁充分暴露出来，再注入硬化剂，破坏囊壁，这样囊壁就不会再分泌囊液，同时造成囊壁粘连，这样下次月经时囊肿就没有生存的空间了。

最后，囊肿硬化治疗后不易复发。因为硬化剂在囊肿腔内充分翻滚，不留死角地接触囊壁，甚至连穿刺针上带的细胞也会被硬化剂杀死，穿刺针被堵住了，囊液不会发生泄露，也就不会种植到盆腔，而拔穿刺针时，也不会带出活着的细胞了。

139 什么是射频消融手术？
为什么能治疗肿瘤呢？

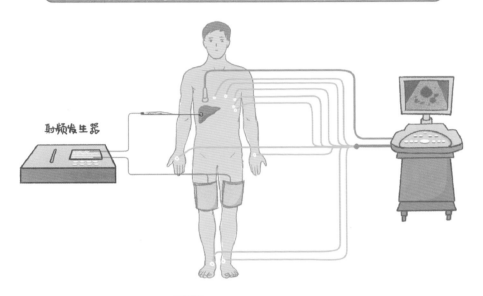

射频发生器

射频消融术可是近些年来很热的一种微创治疗方法，它的原理主要是通过高频交变电流，使细胞内的离子或分子快速变换方向，相互振荡"摩擦生热"，使局部温度上升，最高可至100摄氏度左右，高温杀死肿瘤细胞，从而达到治疗目的。

目前，射频消融术已用于全身多个部位的良恶性肿瘤的治疗，包括肝癌、肝血管瘤、胰腺癌、肾癌、腹膜后肿瘤、甲状腺结节、乳腺结节、子宫肌瘤等，应用是不是很广泛呀。

140 什么是射频消融手术？
和传统外科手术相比，射频消融优势有哪些？

射频消融简单点说，是通过物理热消融能量直接损毁组织，因其微创、痛苦小、恢复快、无毒副作用、并发症少、住院时间短等优点，在尽量保留组织功能的同时又可以反复进行局部复发及转移癌灶消融治疗，所以现被应用于多种良恶性肿瘤的治疗。

被消融破坏掉的肿瘤组织是不会再生的，但是可能会出现另外的新发病灶，所以需要定期监测，在肿瘤刚长出来就消融掉，维持一个平衡。此外，消融后的肿瘤组织还可激发机体内的抗肿瘤免疫，提高治愈率。理论上来讲，恶性程度特别高，生长速度快的肿瘤，只要消融破坏的肿瘤组织的速度比肿瘤自身生长速度快，就有可能长期带瘤生存。

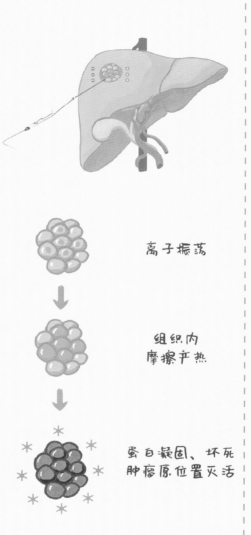

离子振荡

组织内摩擦产热

蛋白凝固、坏死肿瘤原位置灭活

141 医生说我的肝血管瘤太大了，需要治疗，都有什么治疗方法可以选择呢？

当肝血管瘤直径大于5厘米、容易破裂或有明显腹部不适时，病友们就需要引起重视了，可考虑给予治疗。

对于肝血管瘤的治疗，暂时没有合适的"特效药"。治疗方法主要依靠手术，依据病情选择一般外科手术治疗和微创手术治疗，外科手术包括血管瘤切除术、血管瘤缝扎术、肝动脉结扎术以及肝移植等；微创治疗包括射频消融治疗、微波消融治疗、聚桂醇硬化治疗及肝动脉栓塞术等。

142 罹患肝癌，什么情况下可以做消融？

肝癌的发病率在我国可一直都是名列前茅的，实在是极大地危害广大国民的健康和生命，肝癌患者往往伴有严重肝硬化，身体状况很多都比较差。

当患者身体情况较差无法耐受全麻手术，或是多发病灶无合适手术切除方案时，消融可进行根治性治疗或减瘤姑息治疗，保证患者生活质量，尽可能延长生命。并且，前阶段的消融对以后的治疗不会产生明显影响，在腹腔内基本不会形成粘连，所以可反复多次治疗。

143

吓死人了!
为啥肝癌消融后反而变得更大了?

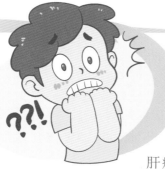

肝癌消融术后在随访检查时,有时会发现术后1个月消融区大小比原来病灶还要大,就很疑惑!这是怎么回事呢?其实这是正常的术后表现。

肝癌消融治疗时消融范围一定是要超出原病灶大小并且完全覆盖原病灶的,即消融安全范围要超出瘤周0.5厘米至1.0厘米,否则会存在消融不完全的可能。

肝癌消融治疗时,消融区与周围正常的肝组织之间会产生一个可逆的热损伤带,会有炎症反应,随着时间的延长,这个热损伤带会逐渐恢复。随着后期复查就会发现,病灶肯定会变小。

总之,肝癌消融术后关键是看看肿瘤是否完全被杀死,还有没有"活性",这个问题可以通过超声造影来解决,看看是否需要再次治疗。

144

甲状腺、乳腺结节可以做消融吗?
消融不留瘢,爱美人士的选择

影像引导下微创技术近年来发展迅速,尤其是超声介入的发展,为临床提供许多新的精准、安全的微创解决手段。甲状腺、乳腺结节病变部位较表浅,手术瘢痕影响美观,消融术通过一根针到达病灶内部,通过局部加热,使结节内部的细胞变性,发生凝固性坏死,创伤特别小,皮肤一般不留下瘢痕。

小小一针,既免除了手术,保留了器官功能,不影响生活质量,又达到和手术同样的治疗效果。

145 甲状腺结节手术切除后需要终生服药，对吗？这么烦人！

专家：做消融术后不用吃药哦！

外科手术是把有结节的甲状腺整侧切除，而非只切除结节，这样的话人体中分泌的甲状腺激素就会下降，患者就要终身服用药物来弥补甲状腺激素的不足。而且，在服药期间要定期复查甲状腺功能，用以调整服药的剂量，使甲状腺激素维持在正常水平。

超声引导下微创治疗无须将病灶切除，而是用直径1毫米至2毫米的针刺入病灶，通过热量将病灶原位"烧死"，做完后很快即可出院。最主要的是消融后能保留甲状腺功能，不用终生服药！免除了因长期服药而带来的痛苦，可以大大提高患者的生活质量。

146 什么样的甲状腺结节最适合做超声引导下消融治疗？

请看详细答案

甲状腺结节治疗前，必须经超声引导下穿刺活检明确其病理诊断，主要适用于下面几种情况：

（1）大于2厘米的良性结节，向甲状腺前方突出，脖子粗大，"颜值"明显下降，做手术担心脖子留瘢的。

（2）大于2厘米的良性结节压迫气管影响呼吸，或压迫食管引起吞咽困难。

（3）小于2厘米的良性结节，血供非常丰富，预期其生长速度较快的。

（4）甲状腺结节导致患者产生严重心理负担，难以维持正常的工作和睡眠的。

（5）位于甲状腺内的结节，小于1厘米，经过穿刺诊断为甲状腺乳头状癌结节，但不伴有淋巴结转移的。

（6）甲状腺癌外科切除术后复发的，比如术后淋巴结转移，这种情况下，有些也是可以采用超声引导下消融术治疗的。

总之，只要条件允许，可反复多次消融，最大限度的保留机体原有甲状腺功能！

147 做完甲状腺结节消融后，超声结果显示病灶为啥还是那么大？

多久才能消失？看完你就全明白了！

消融治疗是让病灶在原来位置上发生坏死并逐步缩小甚至消失，原病灶区正常的病灶血管将被消融针完全破坏，使其血供完全消失，还使结节内的细胞直接发生热变性，导致凝固性坏死。随着时间推移，消融区凝固坏死的组织不断地被吞噬清除，消融区会缓慢缩小，这个过程存在明显的个体差异、快慢不一、吸收程度不一。较小结节经过半年至2年的时间会消失，较大结节可能无法完全吸收，会残留没有活性的"瘢"在腺体内。但是不论是否消失，消失快慢，都不会给患者带来不良影响。

148 做完甲状腺结节消融后，复查超声提示级别又升级了，什么情况？

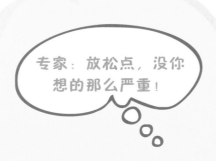

专家：放松点，没你想的那么严重！

甲状腺结节消融术后，复查结果的好坏直接决定了患者心情。结果好的如释重负，终于把心放回肚里。复查结果稍有不满意的就会"才下眉头，却上心头"，焦虑、疑惑啊！

不管是微波消融还是射频消融，都是热消融，具有较强的脱水作用，微波的作用相对更强。结节经消融后水分脱失，质地变硬，因此术后短期内摸上去反而比治疗前更硬了，这是正常且必然的术后改变。

消融区的超声影像表现与术前不同，回声低且边缘不规则，其内未见血流信号，易被误判为恶性肿瘤！

因此，术后复查时必须告知接诊医师，结节是做过消融手术的结节。

149 甲状腺结节消融手术影响甲状腺功能吗？
一般不会

如甲状腺结节消融术前甲状腺功能正常，术后一般也正常，但有些人甲状腺功能会出现轻微波动，不用紧张！这些一般在术后1～3个月就恢复正常了，一般无须治疗。

总之，甲状腺结节消融手术一般不会导致甲状腺的功能异常。倘若术后甲状腺功能指标反复异常，只需到内分泌科进行适当药物干预，基本都会恢复正常。

甲状腺结节消融术后随访时间一般为：1个月、3个月、6个月、1年、2年。每次复查项目中，超声检查必不可少。由于消融后可能会导致甲状腺功能一过性波动，因而一般消融后6个月内需要化验甲状腺功能。

150 有些甲状腺结节为何要分期消融？
分期做更安全

有些患者甲状腺结节不仅数量多，而且体积大，位置深或者是与重要的大血管、气管、食管、神经等相距甚近，为了回避风险，不适合一次性消融治疗。或者有些患者虽然具备一次消融的条件，但在治疗过程中可能会发生不耐受的情况，为了安全起见，医生会适时终止治疗，待结节缩小后，下次继续进行消融。

总之，分期消融主要是由患者病情决定的，目的是确保治疗的安全性，广大病友可别嫌麻烦！

参考文献

1.中国医师协会超声医师分会.中国超声造影临床应用指南［M］.北京：人民卫生出版社，2012.

2.XING-ZHAO, LI JUN SONG,ZHI-XIA SUN, et al.Conventional Ultrasound and Contrast-Enhanced Ultrasound in the Diagnosis of Splenic Diseases: A Systematic Review and Meta-analysis[J]. Journal of ultrasound in medicine : official journal of the American Institute of Ultrasound in Medicine,2020,39(9):1687-1694.

3. LEVINE EM, FERNANDEZ CM, MILLER D, et al.Clinical Value of 3-Dimensional Ultrasound in Gynecology[J]. J Ultrasound Med，2018, 37（10）:2445-2450.

4.中华医学会妇产科学分会内分泌学组及指南专家组.多囊卵巢综合征中国诊疗指南 [J].中华妇产科杂志，2018,53（1）:2－6.

5.谢幸，孔北华，段涛.妇产科学[M].9版.北京:人民卫生出版社，2018.

6.王新房,谢明星.超声心动图学[M].北京:人民卫生出版社，2016.

7. TESSLER F N, MIDDLETON W D, GRANT E G, et al. ACR Thyroid Imaging, Reporting and Data System（TI-RADS）:White Paper of the ACR TI-RADS Committee [J].J Am Coll Radiol,2017, 14:587-595.

8.中国医师协会超声医师分会.中国浅表器官超声检查指南[M].北京：人民卫生出版社，2017.

9.詹维伟，周建桥.乳腺超声影像报告与数据系统解读[M].北京：人民卫生出版社，2015.

10.任卫东,常才.超声诊断学[M].3版.北京：人民卫生出版社，2013.

11.WRIGHT S , HOFFMANN B . Emergency ultrasound of acute scrotal pain[J]. European Journal of Emergency Medicine, 2015, 22（1）:2-9.

12.中华医学会外科分会血管外科学组.下肢动脉硬化闭塞症的诊治指南[J].中华普通外科学文献，2016,10（1）：1-18.

13.中国医师协会超声医师分会.血管超声检查指南[J].中华超声影像学杂志，2009,11:993−1012.

14.STARR H M,SEDGLEY M D,MEANS K R,et al.Ultrasound for hand and Wrist Conditions[J].J Am Acad Orthop Surg,2016,24（8）:544−554.

15.GHARIB H, PAPINI E, GARBER J R,et al. American Association of Clinical Endocrinologists, American College of Endocrinology, and Associazione Medici Endocrinologi Medical Guidelines for clinical practice for the diagnosis and management of thyroid nodules—2016 update[J]. Endocr Pract, 2016，22（5）:622−639.

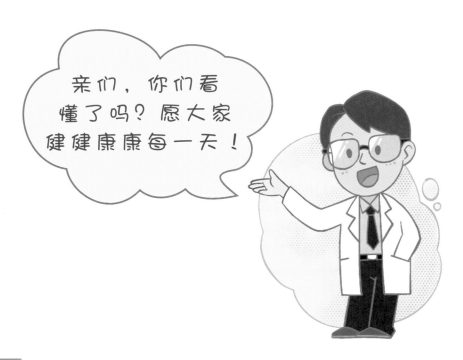